PHILOSOPHIE ORIENTALE ET YOGA

Orientation Pédagogique dans les Ecoles

AF206868

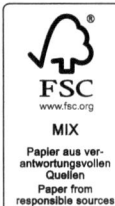

Heinz Duthel

PHILOSOPHIE ORIENTALE ET YOGA

Orientation Pédagogique dans les Ecoles

Impressum

Bibliografische Information der Deutschen Nationalbibliothek: Die Deutsche Nationalbibliothek verzeichnet diese Publikation in der Deutschen Nationalbibliografie; detaillierte bibliografische Daten sind im Internet über http://dnb.dnb.de abrufbar.

© 2019 Heinz Duthel, MA Philosophie

Herstellung und Verlag: BoD – Books on Demand, Norderstedt

ISBN: 9783748108368

Empreinte

Informations bibliographiques de la Bibliothèque nationale allemande:

La Bibliothèque nationale allemande répertorie cette publication dans la Deutsche Nationalbibliografie; Des données bibliographiques détaillées sont disponibles sur Internet à l'adresse http://dnb.dnb.de.

© 2019 Heinz Duthel, Maîtrise en philosophie - avec mémoire (M.A.)

Production et édition: BoD - Books on Demand, Norderstedt

Le sujet de la «violence à l'école» a fait l'objet de discussions publiques et de nombreuses recherches depuis les années 1990.activités (voir Holtappels et al 1997). Les enquêtes systématiques n'ayant été effectuées que depuis 1992, il n'est pas possible de répondre clairement à la question de savoir si la violence à l'école a augmenté. Cependant, il est clair que la violence à l'école est perçue comme un problème par les enseignants et les élèves.

L'école a pour tâche de mettre au point des mécanismes de lutte contre la violence.

DÉDIÉE

Pour mon fils Kevin. Wat Pho Thailand, école de médecine Bangkok, Thaïlande.

POURQUOI?

1 introduction Philosophie orientale et yoga dans les écoles

Une impulsion essentielle pour ce travail est venue de mon travail avec la Wat Pho Medical School à Bangkok.

Dans ce contexte, j'ai enseigné le yoga à une classe d'école. Il a révélé un fardeau de problème dans une mesure alarmante.

Certains enfants étaient incapables de nouer leurs lacets ou avaient besoin d'aide pour s'habiller et se déshabiller. Beaucoup d'enfants faisaient de l'embonpoint. Comparativement à moi, les enfants étaient beaucoup moins rigides physiquement à l'âge de six ans environ, à quelques exceptions près. Ils ont accepté avec gratitude mes tentatives pour les enseigner et m'ont montré un grand intérêt. Certains enfants ont pleuré quand ils ont dit au revoir quand mon travail a pris fin.

La nécessité de mettre au point des méthodes de promotion efficaces pour les enfants m'a amené à approfondir le sujet au cours des années suivantes.

1.1 problème

En raison de l'évolution des conditions de vie, l'école est confrontée à de nouvelles tâches qui doivent être élaborées pour maîtriser les concepts appropriés.

Tâche: orientation pédagogique

La disparition des orientations fondamentales généralement acceptées dans la société est un trait marquant de la réalité actuelle de la vie des enfants et des adolescents. Les engagements et les modèles traditionnels se dissolvent et les milieux socio-moraux traditionnels tels que les églises ou les associations de jeunes perdent leur pouvoir d'intégration. Le divorce, la discontinuité et le changement façonnent la réalité de la vie des adolescents (voir Ministère fédéral de la famille, des personnes âgées, des femmes et de la jeunesse, 1998). Du fait de l'emploi croissant de femmes (voir Engstler 1999, Schneewind 1996), des services de garderie toute la journée sont nécessaires (voir Ministère du Travail, de la Santé et des Affaires sociales de l'État de NRW 1997). L'enseignement des orientations de valeur devra recevoir une place plus importante dans les écoles qu'auparavant (voir Commission de l'éducation, NRW, 1995).

Les tâches éducatives augmentent dans les écoles.

Tâche: application d'un contexte de communication

En outre, il existe une variété sans précédent de sources d'informations pouvant être utilisées pour créer une vision du monde. La réalité moderne peut être caractérisée par des cadres d'orientation de plus en plus différenciés et fragmentés, par des systèmes indépendants les uns des autres et mis en réseau de manière globale (voir Bukow / Llaryora 1996). En fin de compte, le cadre d'orientation dans la "société à options multiples" (Gross 1994) ne couvre que le sujet individuel. Cela soulève la question de la manière dont les systèmes sont liés en interne, car même la communication générale est concevable lorsque les gens se séparent de plus en plus dans leur monde. Les conséquences de la pluralisation des orientations de valeurs sont abordées dans les recherches pertinentes, d'une part sous la forme d'un chaos de valeurs et d'un manque d'orientation, d'autre part, comme une occasion de libérer l'individu pour plus d'autonomie. Il existe un consensus général sur le fait que cette situation ouverte crée des besoins particuliers en matière de services d'orientation; que la capacité de maîtrise de soi biographique devient de plus en plus importante et qu'il est important d'établir un contexte de communication sociale (Beck 1986).

A l'avenir, il faut s'attendre à d'importants changements démographiques dus à l'immigration étrangère (voir Lederer 1997). Cela pose avant tout la question de savoir comment l'éducation peut être véhiculée de manière à promouvoir la tolérance et l'empathie à l'égard des étrangers (voir Ministère fédéral de la Famille, 1998, p. 104 f), où l'empathie est comprise comme "une volonté profonde et une capacité à s'adapter aux attitudes et aux attitudes". Faire preuve d'empathie vis-à-vis des conditions de vie de l'autre, prendre conscience de ses propres modèles de perception et d'action ainsi que de ses projections et définir la situation en fonction de sa propre image et de celle de l'autre "(Nestvogel 1987, p. 69).

Pour l'école, des concepts et des méthodes de rencontre et de compréhension doivent être développés.

Tâche: Enseigner les compétences humaines

Une autre caractéristique remarquable de la vie moderne est l'importance croissante des technologies de la communication et de l'information dans tous les domaines de la société. De plus en plus d'opérations mécaniques peuvent être effectuées par ordinateur. Les technologies de l'information en sont déjà au stade de l'imagerie des fonctions cognitives, de la cartographie mécanistique des processus de la pensée (Hofstadter 1986, Coy 1985). En conséquence, l'éducation doit être axée sur les compétences propres aux individus et non sur les machines1.

L'école devra de plus en plus enseigner des compétences humaines spécifiques.

Tâche: Compensation des déficits

Comportement social:

Le sujet de la «violence à l'école» a fait l'objet de discussions publiques et de nombreuses recherches depuis les années 1990.activités (voir Holtappels et al 1997). Les enquêtes systématiques n'ayant été effectuées que depuis 1992, il n'est pas possible de répondre clairement à la question de savoir si la violence à l'école a augmenté. Cependant, il est clair que la violence à l'école est perçue comme un problème par les enseignants et les élèves.

L'école a pour tâche de mettre au point des mécanismes de lutte contre la violence.

santé:

Le monde moderne a également provoqué divers problèmes de santé chez les enfants et les adolescents. Outre l'augmentation des troubles de stress et des maladies psychosomatiques, ceux-ci incluent principalement une déformation posturale dès l'enfance (voir Hurrelmann 1990). Les médecins du sport et les sociologues évoquent les conséquences du manque d'exercice, qui touche de nombreux enfants et adolescents: le Verhäuslichung, l'absence de sentiers pour cause de dépendance au transport, la participation à des horaires fixes, la réduction des possibilités de jouer en plein air, la diminution du nombre de camarades de jeu et l'augmentation des activités sédentaires (voir Gaschler). 1999).

Selon une statistique de l'Association fédérale pour la promotion des troubles du mouvement de l'enfance et des enfants en 1992, 35 à 60% des enfants et des adolescents présentaient une posture de la colonne vertébrale, 30 à 40% de problèmes de coordination, 25 à 30% d'obésité et 20 à 30% de déficiences cardiovasculaires (Krüger 1999).

Les figures suivantes indiquent un développement alarmant. En 1998, près de la moitié (47,6%) de la moyenne des enfants de six ans examinés présentaient un problème médical en ce qui concerne un ou plusieurs facteurs aux examens d'entrée à l'école de Hanovre. Près du quart des enfants (24%) présentaient des problèmes orthopédiques tels qu'une mauvaise posture, des difformités de la colonne vertébrale, des difformités de la colonne vertébrale ou des pieds fonctionnels, un cinquième (20%) étaient en surpoids ou obèses, 18% avaient des troubles de la motricité ou de la coordination (Krüger, 1999).

Au début d'un projet pilote d'école secondaire dans une école primaire de Rhénanie du Nord-Westphalie, 84% des élèves de 12 ans en moyenne se sont plaints de douleurs dans le mouvement. Le mal de dos était le plus souvent signalé à 72%. 69% des filles et 56% des garçons avaient une posture de première année, avec plus de 10% des garçons et environ 1% des filles une posture de deuxième année qui ne pouvait plus être compensée activement. Un raccourcissement musculaire des muscles du bassin, des jambes et du cou a été observé chez presque tous les enfants (jusqu'à 88%), ainsi que des faiblesses musculaires (85%) des muscles abdominaux et fessiers, des fixateurs scapulaires et des extenseurs dorsaux de la vertèbre thoracique (ibid.). .).

Ces résultats ne sont pas des cas isolés. Gaschler (2000) conclut qu'au cours des 20 dernières années, environ 1/4 à 1/3 des enfants des écoles primaires des zones urbaines présentaient des déficits moteurs dans une analyse résumée des résultats d'études avec des tests de performance motrice normalisés et normalisés selon la théorie des tests; En zone rurale, environ un enfant sur dix présente des anomalies motrices à la maternelle et à l'école primaire.

Les résultats clarifient l'urgence de la promotion physique des enfants et des adolescents. Etant donné que cela n'a évidemment pas fonctionné pour laisser cette tâche à l'initiative privée, elle doit être reprise par l'école.

La promotion de l'activité physique dans les écoles doit devenir plus importante.

concentration:

Le manque de concentration est l'un des problèmes de comportement des élèves le plus souvent mentionnés (voir Berg, 1991). Cependant, le nombre de symptômes qui amènent les enseignants et les éducateurs à parler d'un enfant de la petite année est si important que le terme «manque de concentration» dans son usage pédagogique actuel est une sorte de terme générique pour diverses questions d'apprentissage et de performance:

"On ne peut pas entièrement éviter l'impression que le terme ci-dessus est souvent utilisé pour décrire les déficits scolaires en raison de conditions très différentes lors de l'analyse du manque de concentration" (Kleber / Kleber 1999, p. 7).

En général, l'attention et la concentration, contrairement à leur signification pratique, sont théoriquement des phénomènes psychiques insuffisamment élucidés (Kurth / Büttner 1999), une construction négligée (Beckmann / Strand 1993). L'activité concentrée est une caractéristique essentielle de l'apprentissage scolaire. La capacité de concentration est donc une condition préalable à la réussite scolaire. On peut clairement affirmer que les enseignants se plaignent de pertes de performances et d'un manque de bonté, qu'ils attribuent à une difficulté de concentration.

Les écoles ont besoin d'action promouvoir la capacité de concentration des étudiants.

Si l'on considère les problèmes identifiés non pas isolément, mais dans leur contexte, on obtient une image globale de l'énorme fardeau des problèmes d'une génération et de l'école en tant que système. Les symptômes apparaissent aux niveaux social, physique et cognitif et indiquent une relation causale complexe. Que les troubles individuels soient des phénomènes nouveaux ou anciens, que le problème ait augmenté ou non, qu'ils aient été clarifiés de manière théorique ou non, on peut affirmer qu'il existe une charge de problèmes d'une ampleur considérable. Il est également certain que les enseignants de la vie quotidienne sont confrontés à un ensemble complexe de problèmes différents et non à un seul phénomène. Dans le même temps, ils doivent trouver des solutions pratiques pour faire face aux difficultés émergentes. Avec des approches explicatives isolées, qui n'éclairent qu'un aspect du problème et ne montrent aucune perspective d'action, elles sont donc mal servies. Ce qui est nécessaire, ce sont des solutions qui équilibrent autant que possible en même temps Car les déficits sociaux, physiques et cognitifs permettent, permettent la rencontre et la compréhension ainsi que le développement de la personnalité et l'acte de promotion des valeurs.

Depuis les années 1950, l'éducation spécialisée suscite un intérêt croissant. Pour le développement et la promotion de la motricité de l'enfant en tant que base d'une personnalité harmonieuse et du développement social, Kiphard (1980) en particulier s'est assis. S'appuyant sur ses travaux, le "Groupe de travail psychomoteur" constitue en 1976 une représentation indépendante des intérêts en tant qu'association d'éducateurs, de psychologues, de médecins et de thérapeutes. Les activités des commissions de programmes ont abouti à la création de formations complémentaires et de cours de troisième cycle reconnus par l'État à l'intention des motologues et des anatomopathologistes (voir Zimmer 1999).

Un lien holistique entre concentration, mouvement et comportement social est également discuté depuis environ 15 ans en relation avec des projets tels que "Moving School" (voir Laging / Schillack 2000) ou "Mobile Classroom" (Landau 2000) dans leur intégralité. former un mouvement national qui est soutenu par l'état. Ainsi, le ministère de la Culture du Bade-Wurtemberg a attribué à ses plans d'éducation du temps de mouvement quotidien de 1994-1995 un statut spécial. Les enseignants de tous les types et de tous les niveaux d'enseignement sont explicitement encouragés à rechercher un changement dans les activités et les schémas de travail, ainsi qu'à établir un rythme approprié de phases de tension et de relaxation, et à organiser librement des périodes gratuites du programme de la journée, à leur seule discrétion, afin de compenser les enfants. est créé pour l'activité sédentaire. À Brême également, le ministère de l'Éducation offre aux enseignants du primaire la possibilité de proposer des exercices de mouvement sous la forme d'une éducation holistique dans les domaines de l'art, du sport et de la musique depuis l'année scolaire 1994/95. Le ministère de la Culture de Basse-Saxe a lancé en 1998 un projet intitulé "La Basse-Saxe crée une école par le biais d'une école de déménagement", auquel participent plus de 1 000 écoles du pays. Le projet est soutenu scientifiquement par l'Université de Göttingen.

Dans ce contexte, un intérêt pour des formes de mouvement appropriées est apparu, qui peut être facilement intégré aux leçons. Cependant, dans la formation traditionnelle des enseignants, l'éducation physique n'est pas encore assurée. La connaissance de la conception des leçons avec des éléments de mouvement présente donc des lacunes considérables.

Une base cohérente des références théoriques, dans laquelle se situe le concept d'école en mouvement, doit encore être développée après Laging (2000) et examinée à l'aide d'enquêtes empiriques. Il voit dans la légitimation théorique, qui découle principalement de la discussion théorique et pédagogique à l'école, l'analyse socio-scientifique du présent, l'anthropologie, la théorie du développement et les sciences de la santé, des ensembles théoriques juxtaposés juxtaposés plutôt qu'une théorie cohérente.

Le déficit théorique s'explique par la dychotomie traditionnelle corps-esprit de la culture occidentale, qui ne commence à se dissiper que depuis plusieurs décennies (voir Moegling 2001). Le changement de paradigme s'accompagne d'une rupture des modèles monocausal et des modèles explicatifs multicausaux. Voici une approximation de la pensée occidentale à orientale. Puisque la culture orientale a toujours été basée sur le nouveau paradigme qui n'est nouveau qu'en Occident, il est recommandé de s'appuyer sur des modèles de cultures orientales pour expliquer les relations de cause à effet complexes en relation avec les interactions psychophysiques et en déduire les étapes pratiques correspondantes.

Sur la base du succès des mesures qui soutiennent spécifiquement les enfants dans leur développement (Petermann et al 1997, Bös et al 1999, Dordel / Welsch 1999), la conclusion est que la question des mesures d'action appropriées peut finalement être centrée sur les mesures d'aide aux enfants. être soutenus de manière optimale dans leur développement. En ce qui concerne les problèmes présentés au début, auxquels les enseignants sont confrontés dans la vie quotidienne de l'école, la question se pose de savoir si un programme de formation adapté peut aider à résoudre le problème.

Une approche holistique de la formation propose le hatha yoga indien, l'aptitude à l'utilisation dans les écoles du groupe d'âge des écoliers de 15 ans a déjà été démontrée (pièce de 1998). L'application semble également intéressante dans le secteur de l'enseignement primaire, où il faut présumer que les enfants ont un désir net de bouger, tout en laissant place à l'intégration de nouvelles méthodes en classe. Programmes d'exercices évalués basés sur Yogaele ne sont pas encore disponibles pour le groupe d'âge des enfants de 5 à 10 ans. Par conséquent, des programmes appropriés doivent être développés et scientifiquement étudiés pour déterminer leur pertinence.

1.2 But et tâche

En tenant compte du niveau de connaissance pour le yoga pour enfants et une expérience personnelle qui a été acquise grâce à une formation de yoga et un instructeur de cours pour le yoga, une formation de yoga à court terme pour les enfants des écoles primaires sera testé et évalué développé qui peut être réalisée dans des conditions de classe normales en classe. L'idée de base est que le besoin d'exercice des enfants peut être un point de départ idéal pour une éducation holistique. Le comportement social, l'attitude intérieure, la posture, la respiration et la concentration doivent être encouragés. L'objectif est d'étudier si des techniques individuelles peuvent être extraites du yoga dans des conditions d'enseignement dans un contexte scolaire de manière à conserver leur efficacité. Être examiné en outre, si déjà après un exercice à court terme, des effets sont observés. La question de savoir si une telle formation est reçue positivement par les enfants revêt un intérêt particulier.

La classification théorique est basée sur les principes conceptuels de la philosophie du yoga selon le sutra du yoga Patanjali (Deshpande, 1985) et la pédagogie Montessori.

Le point central des deux systèmes est la concentration. Basés sur une interdépendance des phénomènes sociaux, physiques et mentaux, les Yoga sutras permettent une analyse complète des relations de cause à effet des contextes mentaux et fournissent en même temps des instructions pour des mesures de formation pratiques. En outre, ce concept présente l'avantage que l'analyse n'est ni compliquée ni complexe, ni aplatie par la simplicité. Pour le groupe cible examiné des enfants de l'école élémentaire formulé Montessori qui lui-même a vécu entre 1939 et 1946 en Inde et a travaillé, a un contexte holistique pour la concentration, très semblable à la philosophie du yoga.

Depuis la réception et la préparation de la philosophie du yoga comme base conceptuelle pour les travaux scientifiques en Allemagne toujours aussi exceptionnel que l'analyse de l'influence indienne sur la Montessori pensée, une première approche de caractère très explorative est fait ici.

2 théorie

2.1 Yoga

Il y a plus de 2000 ans, un concept de concentration très précis et holistique était formulé dans la philosophie du yoga. Cependant, la vieillesse ne signifie pas que les considérations des employés sont obsolètes, mais qu'elles ont subi une révision constante depuis ce temps.

L'objectif est un état mental caractérisé par une capacité de concentration permanente et très développée. Pour entraîner la concentration, diverses méthodes d'entraînement ont été développées. Certains d'entre eux peuvent également être utilisés avec succès dans les écoles.

Dans les remarques ci-dessous, une définition est suivie d'un aperçu des caractéristiques structurelles de la diffusion du yoga, avec une référence particulière au yoga pour enfants. Ensuite, les concepts théoriques fondamentaux du concept de concentration en yoga sont examinés.

2.1.1 définition

«Yoga» est un terme dérivé du Sanscrit qui sert de terme collectif à un large éventail de techniques psychomentales. La grande diversité de sens peut être expliquée par la dérivation étymologique de la racine verbale «yuj», qui faisait référence à l'origine à «anjochen» et à «la cohésion» des animaux de trait. Une différenciation linguistique-historique a ouvert de nombreuses significations dans le sens de contrôler les processus psychomentaux et psychophysiques (voir Fuchs 1990, p. La classification la plus précise et complète du terme peut être trouvée dans le Yoga Sutra de Patanjali (voir 2.1.3), qui appartient aux six systèmes philosophiques brahmanes (Darshanas) de l'Inde. Dans l'usage courant, le terme yoga est utilisé pour désigner une variété de procédures différentes qui diffèrent de manière significative dans leurs méthodes et objectifs.

définition de travail

D'un point de vue pédagogique, le yoga est compris comme un système méthodique et idéologiquement neutre pour le développement holistique de la personnalité. Les exercices comprennent le comportement social, l'attitude intérieure, la posture, la respiration, la perception sensorielle et la concentration.

Tableau 1: UTILISATIONS DU TERME DE YOGA

techniques

Dans les Upanishads, la source la plus ancienne du yoga, le yoga est décrit comme un système de techniques successives: "la restriction de la respiration, le retrait des organes des sens, la contemplation, la détermination de l'esprit, l'auto-examen, l'absorption, telles sont les six parties appelées yoga" (Maitrayani-Upanishad VI, 18, cité par Hillebrandt 1988, p.

Système philosophique

Le terme «yoga» désigne l'un des systèmes philosophiques brahmaniques de l'Inde (Darshanas): le yoga sutras de Patanajali (suite de Glasenapp 1985, Eliade 1999, 1985).

Systèmes de yoga spéciaux

Le concept de yoga désigne les systèmes d'exercice individuels, caractérisés par l'utilisation d'une méthode spéciale. Ils comprennent des systèmes traditionnels indiens, tels que les formes de yoga mentionnées dans le Bhagavadgita (400 av. J.-C. - 200 apr. J.-C.), le "Karma Yoga" (Yoga de l'action), le "Jnana Yoga" (Yoga de la connaissance) et le Bhakti. -Yoga '(Yoga de la dévotion à Dieu) (voir Glasenapp 1987), ainsi que le plus récent `Hatha-Yoga' (1400 après JC) (voir Weiss 1986). Toujours dans la tradition tibétaine, le concept de yoga est associé à une certaine méthode, telle que le Yantra Yoga (800 après JC) (voir Norbu 1988). Certains systèmes récents se caractérisent par une combinaison du concept de yoga et d'une méthode, telle que le «yoga de l'énergie» (Clerc 1990) ou le «Viniyoga» 1. Certains systèmes ont été nommés d'après leur fondateur, qui a développé une méthode spécifique, telle que le yoga Iyengar (Iyengar, 1986). Selon le système Tao-Yoga Tao Yoga (1985), dérivé du taoïsme, d'autres systèmes soulignent le contexte philosophique à l'origine de la méthode.

Yoga appliqué

En Inde, avec l'émergence de formes de yoga appliquées depuis les années 20, un détachement du contexte spirituel s'est opéré (voir Gharote 1990 a). Sur la base des programmes de yoga pour le traitement des maladies ont été développés et le yoga a été introduit aux sports scolaires. En Occident, le yoga appliqué se présente sous la forme de programmes de traitement du mal de dos, des maux de tête et des troubles de stress.

Les méthodes les plus récentes ne sont souvent plus reconnaissables au fait qu'elles ont intégré des techniques de yoga, telles que la thérapie cardiaque Ornish 1 ou l'entraînement autogène (voir Fuchs 1990, p. 77, morceau 1998, p. 58).

Yoga ciblé

Depuis 1996, le développement et la diffusion croissante d'un yoga ciblé ont été observés en Allemagne: Yoga pour les femmes enceintes, les enfants, les personnes âgées, les handicapés, les malades mentaux, les prisonniers2 ou les femmes.

Yoga populaire

Dans les programmes de pratique commerciale, l'accent est mis sur l'effet obtenu au moyen de techniques de yoga spécifiques (par exemple, «Yoga pour la beauté», «Yoga pour la relaxation»).

Terme collectif pour techniques psychophysiques et mentales

Le concept de yoga est devenu le terme collectif désignant diverses techniques psychophysiques et mentales. Par exemple, diverses techniques sont intégrées aux cours de yoga actuels. Une enquête auprès des membres de l'Association professionnelle des professeurs de yoga en Allemagne (BDY) a montré que 65,9% des répondants associaient leur travail de yoga à d'autres méthodes3 (Bannenberg 1998, p. Ceux-ci incluaient: École du dos, Feldenkrais, Dynamique spirale, Eutonique, Procédures psychothérapeutiques et psychologiques, Thérapie respiratoire et école de respiration, Entraînement autogène, Danse, Musique et exercices, Ayurveda, Kinésiologie, Programmation neuro-linguistique et Shiatsu4.

2.1.2 Caractéristiques structurelles du yoga

"La controverse, que ce soit la croissance interne ou l'influence étrangère, se dissout ... si vous réalisez qu'il y a deux problèmes - ou plutôt deux aspects d'un même problème s - en place pour le débat. En effet, comme le montre à la fois une vue d'ensemble de cette zone, chaque espace de vie dans lequel un nouveau système de pensée et de culture entre est adopté de manière créative et non inactif. Un processus délicat et complexe de sélection, d'adaptation et d'évolution met les nouvelles formes en contact avec leurs analogues ou homologues approximatifs de leur héritage natal, et dans certains cas ... d'énormes pouvoirs créatifs sont libérés dans un style indigène, mais à un niveau supérieur. " (Campbell 1991, p. 63).

2.1.2.1 Yoga en Allemagne

L'histoire de la réception du yoga en Allemagne a été élaborée pour la première fois en 1990 dans le cadre d'une thèse de Fuchs. Selon cela, la présence pratique du yoga en Allemagne n'existe que depuis la fin du XIXe siècle (voir Fuchs 1990, p. 129). Auparavant, seuls quelques rapports de voyageurs et de missionnaires faisaient état de premières impressions moins liées à la pratique du yoga qu'au contexte culturel. Au 19ème siècle, une phase de traitement scientifique du yoga et de la traduction de textes sources essentiels a suivi. La première édition critique de la Bhagavadgita existe depuis 1823, une version anglaise du sutra du yoga Patanjali depuis 1852. À la fin du XIXe siècle, les textes les plus importants sur le yoga avaient été publiés en allemand, créant ainsi les conditions d'un accueil indépendant du yoga (ibidem 22 ff).

Depuis les dernières décennies du 20ème siècle, le yoga est devenu de plus en plus populaire. Le nombre de professeurs de yoga actifs en Allemagne en 1989 est estimé par Fuchs entre 1500 et 2000. La même année, environ 200 000 participants ont suivi environ 12 600 cours de yoga dans environ 750 collèges communautaires (ibid., P. 173 et suiv.). Selon une estimation de l'Association professionnelle des professeurs de yoga en Allemagne (BDY), le nombre de praticiens du yoga en Allemagne aurait augmenté pour atteindre environ trois millions en 1999 (BDY 1999, p. 6).

La plupart des écoles de yoga privées en Allemagne ont été créées après 1967. Avec la fondation de la plus grande association professionnelle actuelle "Association professionnelle des professeurs de yoga en Allemagne" (BDY), cette date marque également le début d'une représentation organisée des intérêts des professeurs de yoga. De plus, les chiffres disponibles documentent une expansion rapide du yoga. En 1969, l'association ne comptait qu'une soixantaine de membres. Ce nombre a augmenté à la fin de 1990 pour atteindre 1015 membres plus de 16 fois (Fuchs 1994, p. 364) et a continué d'augmenter jusqu'en 1999 (1 700 membres) (BDY 1999, p. 6).

Le BDY ne représente pas tous les professeurs de yoga. Selon une estimation de Fuchs1, seuls environ dix à un maximum de quinze pour cent des professeurs de yoga travaillant en

Allemagne sont organisés dans le BDY. Ces déclarations sont basées sur des extrapolations à partir de données obtenues en 1990, qui ont été mises à jour par échantillonnage périodique dans des régions spécifiques. Outre le BDY, il existe d'autres groupes d'intérêt, tels que les «Amis du yoga et de l'Ayurveda», qui offrent une formation en éducation à la santé à l'Université des sciences appliquées de Munich, à laquelle le yoga est également intégré. En outre, il existe une autre association professionnelle avec l'Association des professeurs de Yoga Vidya. Même les professeurs de yoga qui enseignent selon la méthode Iyengar ont leurs propres intérêts. Les membres de la communauté d'auto-réalisation de Yogananda, d'Ananda Marga et de Méditation transcendantale ne sont pas organisés dans le BDY, pas plus que les adeptes de Sai Baba, Amma ou Osho / Bhagwan - pour ne nommer que quelques-uns des nombreux courants qui relèvent du terme 'yoga' peut et ont souvent un public nombreux. Il n'y a pas non plus beaucoup de groupes bouddhistes où le yoga est une composante dominante.

2.1.2.2 Description du poste de professeur de yoga

La formation des professeurs de yoga en Allemagne est principalement proposée par des écoles privées. Toutefois, certains centres d'éducation des adultes, l'association Kneipp et la Croix-Rouge allemande, sont actifs dans le secteur de la formation des professeurs de yoga. La fourchette de la durée des périodes de formation varie considérablement et couvre un large éventail de formations courtes pouvant aller jusqu'à plusieurs années de formation.

Fondamentalement, "professeur de yoga" n'est pas un titre de poste protégé. Traditionnellement, l'assurance qualité et les autorisations d'enseignement incombent à un enseignant hautement qualifié (gourou) qui maîtrise les techniques qu'il enseigne.

La formulation d'une norme de qualité occidentale a d'abord eu lieu en 1976 avec le "Programme européen des exigences minimales (EMP)" adopté par l'European Yogaunion (EYU), dans lequel l'Allemagne est représentée par l'Association professionnelle des professeurs de yoga BDY. Des représentants de premier plan du yoga en Inde ont participé au développement (voir Schulz-Raffelt 1994, p. 367). L'assurance qualité dans le PEM repose sur des critères liés au contenu pour la formation des professeurs de yoga. Ce mS'ils souhaitent utiliser le titre professionnel BDY / EYU, ils doivent prouver qu'ils ont suivi un apprentissage traduisant la connaissance de la pratique des postures (asanas) et des exercices de respiration (pranayama), ainsi que des diverses expressions du yoga. Le contenu requis comprend également des matières scientifiques telles que l'anatomie, la physiologie, la psychologie et la science de la nutrition, la didactique et la méthodologie de l'enseignement et de l'éthique. En outre, une connaissance générale des textes sources Bhagavadgita, Yoga Sutra, Hatha Yoga Pradipika et les Upanishads doit être démontrée, ainsi que des principales écoles Samkhya, Vedanta, Tantra et Bouddhisme. En termes de techniques de yoga avancées (techniques de samyama), seul l'enseignement de la théorie de la coulée concentrative (Dharana, Dhyana et Samadhi) fait partie du programme européen des exigences minimales.

Douze institutions de formation en Allemagne, organisées au sein de l'association professionnelle BDY, se sont engagées à respecter cette norme minimale en 1999.

2.1.2.3 Acceptation sociale du yoga

Le traitement de diverses institutions sociales avec le yoga reflète une acceptation croissante du yoga. Les offres de yoga sont devenues une partie intégrante de l'offre des centres d'éducation des adultes et les hypothèses de coûts des cours de yoga des compagnies d'assurance-maladie sont devenues une procédure standard. Les centres d'éducation des adultes et les assurances-maladie sont donc un facteur majeur de la diffusion du yoga.

Même la Stiftung Warentest a traité de sujets liés au yoga et fait l'objet d'un volume spécial de 1996 intitulé «L'autre médicament» à une recommandation de méditation1, qui est une technique de yoga avancée:

"La méditation régule l'état d'esprit, aiguise l'esprit et renforce la confiance en soi, alors qu'un effet secondaire se produit, une relaxation physique se produit, de sorte que les maladies de stress puissent être évitées" 2.

Alors que l'attitude des églises au cours des dernières décennies a été caractérisée par une retenue réticente à la diabolisation généralisée, aujourd'hui, dans les déclarations des principaux commissaires de la secte des grandes églises d'État, un rapprochement évident se dessine:

Du côté protestant3:

"A. Frenz a montré que le parcours de yoga à huit branches de Patanjali peut être compris comme un modèle de méditation chrétienne et transformé en" yoga chrétien "(...), alors que les pratiques yogiques sont intégrées dans une vie chrétienne, greffées sur l'arbre de la spiritualité chrétienne. De plus, dans le cadre d'une vie communautaire, ils peuvent être vécus comme un enrichissement de cette spiritualité largement asséchée et il faudra donc plaider en faveur d'une expérimentation responsable d'éléments importants de la pratique yogique dans la sphère de l'église. "

Du côté catholique1:

"... puisque le Hatha-Yoga modéré et largement répandu a été soumis à la sécularisation, cette variante peut en tout état de cause être utilisée comme une technique psychologiquement neutre de la psycho-hygiène."

Les résultats d'une commission d'étude du gouvernement fédéral sur le thème "Les soi-disant sectes et groupes psycho" (Deutscher Bundestag 1998) ont contribué au changement d'attitude. L'objectif était d'identifier les dangers potentiels, y compris le yoga.

Dans ce contexte, l'Université d'Iéna et l'Institut des régions frontalières de psychologie de Fribourg ont mené une enquête auprès des consommateurs. Des appels ont été publiés dans 44 journaux et magazines, ainsi que dans trois reportages à la radio et à la télévision. Les utilisateurs de ces offres devraient contacter les chercheurs. 219 utilisateurs de méthodes de guérison non conventionnelles et d'assistance à la vie de toute l'Allemagne ont été interrogés, ainsi que les informations fournies par 233 fournisseurs de ces procédures de la région de Fribourg et de Francfort.

La plupart des femmes inscrites en tant qu'utilisatrices (69%) avaient un niveau d'instruction supérieur à la moyenne. En conséquence, un niveau de satisfaction de plus de 80% a été trouvé avec Alternative Life Aid. 83% des appelants ont signalé une amélioration de leur problème. Les techniques méditatives ont été particulièrement bien notées. Interrogés sur la compétence personnelle du prestataire, les utilisateurs ont donné une moyenne de 1,1. Il est devenu évident également une plus grande satisfaction des offres alternatives par rapport aux offres de la médecine conventionnelle et de la psychothérapie. Les effets négatifs redoutés n'ont pu être déterminés:

"La tentative de comprendre les expériences négatives des consommateurs avec le marché des produits de substitution aux soins de la vie au cours de l'étude commandée n'a pas porté ses fruits et, bien que les publicités mentionnent des expériences négatives et établissent leurs propres lignes téléphoniques, un certain nombre d'entre elles se sont manifestées. Journalistes, mais pas de consommateurs - Des chercheurs en sciences sociales réputés envisagent d'obtenir des données en couleur négatives sur cette trajectoire maison pour possible. D'autres entretiens téléphoniques, par exemple sur des expériences de traitement médical, ont mis au jour des rapports assez négatifs sur les efforts de guérison et le traitement par le personnel médical "(German Bundestag 1998, p. 54).

En raison de la grande satisfaction des consommateurs à l'égard des offres qui ont été faites, la Commission n'a donc pas été en mesure d'identifier un danger potentiel nécessitant des efforts juridiques de sa part. Un examen empirique de la plus grande efficacité des méthodes alternatives perçues par les utilisateurs et les fournisseurs par rapport aux autres méthodes médicales et psychologiques, ainsi que par une refonte générale est recommandé:

"Depuis que les intérêts professionnels et professionnels ont longtemps été bloqués, il est souhaitable de développer ce domaine, qui semble ne pas revêtir une importance quantitative et qualitative Faire attention "(Deutscher Bundestag 1998, p. 55).

2.1.2.4 Yoga pour les enfants

Jusqu'à présent, pour la situation dans le yoga des enfants, aucun recours ne peut être utilisé avec une enquête comparable de Fuchs (1990). Globalement, il existe un déficit de recherche considérable en Allemagne en ce qui concerne différents aspects de ce sujet. De plus, les recherches scientifiques sur de nombreuses méthodes sont encore en suspens (voir German Bundestag 1998, p 55).

L'apparition du yoga a initialement suscité l'inquiétude des couches de la population, qui craignaient que des postes de commissaires de sectes religieuses soient créés pour analyser les menaces potentielles. Par conséquent, il n'ya pas assez d'informations utiles de la part de la communauté scientifique (Deutscher Bundestag 1998, p. 31). Les nombreuses publications sur le yoga pour enfants, qui ont été publiées entre-temps, ne fournissent aucune donnée structurelle, car elles ont essentiellement le caractère de documents de pratique.

Les informations dans la marge contiennent une publication de Boden (1978). Elle fait référence à une thèse de 1965 sur l'enseignement supérieur dispensée dans les écoles élémentaires et décrivant la mise en place d'un cours de yoga pour 25 lycéens âgés de 13 à 14 ans. En conséquence, on peut affirmer avec certitude que le yoga est enseigné dans les écoles depuis 1965 (voir Boden 1978, p.

L'enregistrement quantitatif d'activités dans le yoga pour enfants n'a été possible que dans des domaines entrant dans le cadre du présent travail. Les exemples suivants d'activités de formation d'un professeur d'école avec une formation de yoga et d'un professeur de yoga enseignant le yoga aux enfants et proposant une formation avancée sur le sujet illustrent le rayon de rayonnement des individus actifs. Si l'on suppose que les participants à la formation continue appliquent à leur tour les connaissances acquises dans leur contexte de travail respectif, la dimension d'une évaluation numérique du phénomène global est indiquée au début.

Tableau 2:

RENFORCEMENT DES ACTIVITES DE FORMATION D'UN PROFESSEUR DANS LE KINDERYOGA

Activités de formation d'un enseignant ayant une formation de yoga1 entre 1992 et 1999

Formation continue depuis 1992 pour enseignants et éducateurs en formation continue pour les classes initiales: à la Diesterweghochschule, à l'Institut de formation des enseignants de Berlin (BIL, aujourd'hui Lisum), sous forme de journées d'étude dans différentes écoles, lors d'une conférence, à un symposium `Health et Schulen ', organisé par l'Arbeitskreis Gesundheit Berlin eV en coopération avec le Département du Sénat pour les écoles, la jeunesse et les sports, dans une école de Prenzlauer Berg, à Berlin, organisé par le Département de la santé du Département du Sénat, dans un centre d'accueil de jour du district de Friedrichshein, organisé par le consultant de la maternelle de ce district, le Landessportbund, à la Volkshochschule Schwerin, dans leurs propres salles de séminaire à Mecklembourg.

Le nombre de participants à cette période est estimé à environ 500. De plus, le yoga était présenté lors des fêtes scolaires et des soirées des parents. Duthel travaille comme chef de précepte dans une école primaire de Berlin. Le yoga fait partie intégrante de son enseignement. Au total, elle a enseigné à environ 800 enfants.

Tableau 3:

RENFORCEMENT DES ACTIVITÉS DE FORMATION D'UN PROFESSEUR DE YOGA DANS LE KINDERYOGA

Activités de formation d'un professeur de yoga entre 1994 et 1999

• Depuis 1994, participation à une pratique psychiatrique pour enfants et adolescents. Travail de yoga avec 50 à 70 enfants par semaine en travail individuel, en petits et grands groupes.

• De 1996 à 1999, travail dans les séminaires sous forme d'enseignement scolaire, de perfectionnement dans les jardins d'enfants et de séminaires privés. Nombre estimé de participants: 400.

• Environ 500 étudiants ont participé aux journées de projet, aux journées pédagogiques et aux visites de classe. Le yoga à l'école a eu lieu dans 10 écoles différentes en 3 - 6 classes différentes de tous les âges 6 - 8 fois par semaine.

• Au total, environ 80 enseignants ont participé à des cours de yoga en classe avec leurs élèves. Sur ce nombre, 40 enseignants ont participé à des cours de formation continue dans leurs écoles.

• Au total, environ 80 enseignants ont participé aux cours de formation continue de l'Office national de l'éducation.

• 40 enseignants ont participé à des journées pédagogiques dans différentes écoles.

• Jusqu'à présent, environ 100 participants ayant des connaissances en yoga ont pris part à des offres privées et à des séminaires dans des écoles de yoga.

• Pour environ 100 éducateurs au total, des après-midi de formation ont été organisés dans environ 10 jardins d'enfants différents.

2.1.2.5 Yoga à l'école

Afin d'obtenir des données structurelles sur l'état d'intégration du yoga dans les écoles, deux conférences ont été organisées à l'Université d'Essen sur le thème "Yoga pour les enfants - Le yoga à l'école" (3.10.99 et 27.5.00). Le premier événement visait à saisir le sujet dans toute sa diversité. La priorité a été donnée à un inventaire de l'état de développement et de la recherche. La deuxième session était davantage axée sur la mise en œuvre pratique à différents niveaux et types d'écoles.

Université d'Essen. Ce dernier a conduit à plusieurs empreintes dans la presse locale Essen et une publication sur Internet. L'Institut pédagogique Thomas Bannberg, Heidelberg, l'Association pour la recherche sur le yoga dans l'éducation (RYE), Düsseldorf, l'Institut de thérapie comportementale et de médecine préventive, Bad-Nauheim (Euler voir. 1988) et Liz Staudt-Schmölzer2, comme les plus exposés au moment de l'enquête représentants pourraient être identifiés dans le yoga pour enfants, matériel d'adresse présenté disponible, de sorte que pourraient en tirer des événements, un grand groupe de personnes. Le soutien financier a connu les réunions de la société Bausinger, un fabricant de tapis de yoga et d'accessoires.

Les réunions sont venus une grande réponse, et chacun avait une centaine de participants de nombreuses parties de l'Allemagne, qui anmeldeten écrit, en indiquant le domaine professionnel. Sur les deux réunions sondages auprès des participants avec des taux de réponse de 54% (première session) et 55% (deuxième réunion) ont été réalisées. De cette richesse d'informations sur les zones de travail et les intérêts des participants étaient.

De plus, a eu lieu dans le présent travail, une recherche dans les archives de la Société pour la formation Sciences humaines (GGF) à Düsseldorf, qui constitue la norme du programme minimum d'exigence européenne (PGE), est organisée sur l'association professionnelle des enseignants de yoga en Allemagne (BDY) Écoles Education , Les ont été examinés disponibles il Thèses de professeurs de yoga pour le contenu pour le yoga pour les enfants. Une autre mesure (`Yoga Aktuell « et` Forum Yoga allemand ») dans deux magazines qui sont destinés au groupe cible des enseignants de yoga appelé pour le contact.

De plus en plus de contacts ont été, cette approche a de plus en plus d'initiatives à l'avant, de sorte que pourrait émerger l'image de la situation actuelle dans le yoga pour les enfants ci-dessous.

Un phénomène intéressant est un mouvement social qui se compose presque entièrement des individus spectacles. Sans se connaître, mais aussi entraîné par la pression des problèmes espaces d'activités éducatives, solution similaire être cherchée et trouvée indépendamment. les énoncés suivants peuvent effectuer des recherches sur la base fait à l'intégration déjà réussie du yoga dans les écoles de formuler:

• La recherche d'outils pédagogiques efficaces pour les enfants a conduit à une découverte large du yoga. Une intégration a déjà eu lieu tout au long de l'éducation et de l'éducation. activités documentées peuvent être détectées dans tous les domaines. (, Le collège (unité 1998), de la maternelle au secondaire et préscolaire (Topoll 1990, Brennecke 1993, Salbert

1999, Hoste 2000), l'école primaire (Rücker Vogler 1994, Duthel 1996), l'école secondaire (Kragh 1994 Dietz-Erk 1999): Exemples Freyaldenhoven 1991).

• Il faut noter une attention particulière à l'éducation spéciale. thèses universitaires et les rapports des enseignants décrivent positivement l'utilisation du yoga pour les handicapés mentaux (Scholz et al, 1984, Sassmann 1985 Luchner 1986), des problèmes de comportement (Kiphard 1980, Winkler 1993), des difficultés d'apprentissage (Kömhoff 1995) et de handicaps linguistiques (Kragh 1994).

• Dans tous les domaines avec une grande salle de jeux éducatifs de la compétence de conception (jardins d'enfants des maternelles, les écoles primaires, les écoles spéciales) Yoga est utilisé beaucoup et avec succès. La conception actuelle des programmes et une orientation accrue de performance suivant les écoles primaires offrent moins de possibilités d'intégration, de sorte que le yoga rarement sur les écoles secondaires et plus sous forme de projet est (Freyaldenhoven 1991).

• Ces rapports donnent toujours une image positive des possibilités.

• À l'Université de Heidelberg Yoga est enseigné dans le cadre de la formation des enseignants à l'Université de Brême, dans le cadre de la formation des enseignants (voir Augenstein 2000. Staudt-Schmölzer 2000). À l'Université de Munich, une éducation sanitaire de cours de troisième cycle, sont enseignées dans la connaissance du yoga existe.

• Pour le Bade-Wurtemberg (Staudt-Schmölzer 1999), Bavière (Kragh 1998, Bögle 1997), Berlin (Duthel 1996), Hesse (Ihle 1999), Saxe (pièce 2000 a) et Rhénanie du Nord-Westphalie (école de yoga Sri Aurobindo) était un propagation du yoga dans la deuxième phase de la formation des enseignants est déterminé.

2.1.2.6 formes d'intégration du yoga dans les écoles

La recherche a révélé les options d'intégration suivantes pour le yoga dans les écoles:

• Disponible en différents sujets: Sports (Schmidt 1987, Siersch 1988), art (étage 1985), la musique (sol en 1985, Dinges 1999), allemand (Kragh 1994), langues (Flak 1992), la géométrie (satyananda 1995).

• Dans l'éducation préscolaire pour les groupes interculturels (Delitz / 2002) de Duthel.

• Pour augmenter la concentration en classe comme un exercice entre (sol en 1985, Dinges 1999, Duthel 1996, Kragh 1994).

• Pour briser la leçon avec le mouvement entre

(Duthel 1996; Kragh 1998).

• Sous forme de programmes à cet effet exercice spéciaux, tels que la réduction du stress (unités 1998, 2000 b), l'apprentissage social (1994) Kragh, augmentation de la concentration (Kömhoff 1995).

• À titre d'exercice de promotion: l'éducation physique (Moegling 1986) ou des cours de rattrapage pour des problèmes mentaux handicapés (Sassmann 1985), comportementaux (Kiphard 1980, Winkler 1993), des difficultés d'apprentissage (Kömhoff 1995) et les enfants (troubles de la parole Kragh 1994).

• En tant que proposition de projet (Freyaldenhoven 1991, Winkler 1993).

- Comme prophylaxie par épuisement professionnel des enseignants (Lüdtke 1998).

- Pour le diagnostic et la transformation de situations pédagogiques (Yoga-bhakti 1985a).

- En classe avec un maximum de 35 enfants (Duthel), en petits groupes (pièce de 1998), en leçons privées comme mesure de soutien (Winkler 1993).

- la médiation par les enseignants avec la formation des enseignants de yoga (Freyaldenhoven 1991), par les enseignants avec leur propre expérience de yoga (de Duthel 1996), par professeur de yoga avec une expérience dans le travail avec les enfants (Staudt-Schmölzer 1997).

- en utilisant des techniques individuelles en classe: l'exercice (Duthel 1996, Kragh 1998), des exercices de respiration (Winkler 1993, Arundhati 1985), la méditation (Fontana et al 1999), Mandala fois (Helwig 1998), chant (pièce 2000 b), Visualisation (Satyananda 1985), relaxation (Yogabhakti 1985 b).

La compilation montre clairement que de nombreuses possibilités d'intégration existent et sont perçues. Il est également clair qu'un large éventail de techniques de yoga a déjà fait ses preuves dans la pratique.

2.1.2.7 Limites d'intégration

A plusieurs reprises, des limites sont définies pour l'intégration du yoga dans les écoles. Celles-ci sont principalement déterminées par l'acceptation du yoga par les élèves, les directeurs d'école et les parents, ainsi que par la structure de l'école et la qualification des enseignants.

Outre la question du financement du cours de yoga (Moors, 1995), la qualité du cours de yoga est examinée (Lüdtke, 1999). Piece (1998) constate dans ce contexte un manque de programmes de formation évalués.

Acceptation du yoga dans les écoles

Les rapports des enseignants sur les programmes de yoga qui ont eu lieu font ressortir des problèmes d'acceptation chez les enfants lorsque des exercices sont utilisés qui les submergent en raison de leur constitution physique. Avec une sélection d'exercices appropriés, adaptée au groupe cible, la réponse est qualifiée de positive. Des problèmes d'acceptation ont tendance à exister parmi les parents, les collègues enseignants et les directeurs d'école qui craignent que les enfants soient manipulés par des sectes et des techniques psychiques. Il y a un intérêt légitime à la transparence en ce qui concerne le contenu transmis. Les fournisseurs de programmes de formation appropriés sont donc invités à fournir des informations et à divulguer l'historique de leurs travaux (voir Deutscher Bundestag 1998, p.

Le secteur scolaire montre différentes formes d'acceptation. Ainsi, les formations de yoga pour enseignants sont déductibles des impôts et une exemption d'enseignement pour les formations de yoga est possible. Certaines écoles font déjà la promotion de leur engagement envers le yoga1. Dans le cas de l'école Lower Lausitz dans l'offre de quartier de Kreuzberg à Berlin, le yoga a fait que même les parents des districts éloignés de leurs enfants à cause de l'instruction de yoga à ce anmelden2 scolaire.

Dans la plupart des cas, les cours de yoga dans les écoles sont tolérés tacitement plutôt que reconnus officiellement. De nombreux enseignants rencontrent un problème d'image du yoga s'ils se fient trop clairement au yoga. La description typique de la situation d'un enseignant1 représente de nombreux rapports similaires:

« Les autorités scolaires et les parents je vends mes exercices de yoga comme des exercices de concentration comme d'autres exercices aussi bien. Comme ils étaient en effet recommandé dans la formation des enseignants, je n'ai pas à me justifier. Le terme yoga j'aurais seul ne froisser peur parce que souvent toute une idéologie est le même connecté . Pourquoi un conflit provoqué quand il est inutile et peut être contournée? Je fais aussi du yoga lorsque les parents ou les autorités scolaires à fréquenter l'école sont. ils réalisent même comment calme les enfants sont après. me ont déjà dit aux parents que la Les enfants ont également essayé les exercices à la maison pour mieux se concentrer sur leurs devoirs !!! "

Type d'orientation de performance

Les possibilités d'intégration du yoga sont données là où l'apprentissage autodéterminé est au premier plan et où un soutien individuel est recherché. Si ce n'est pas le cas, un conflit d'intérêts peut résulter des objectifs de l'école et du yoga.

La forme prédominante de maximisation des performances dans les écoles constitue un obstacle majeur à l'intégration du yoga. La plupart des objectifs que nous visons sont diamétralement opposés à ceux du yoga:

"Au lycée, chaque élève n'a pour souci que d'être plus fort, meilleur, plus vite que les autres, de n'avoir qu'un seul objectif, de se surpasser, alors il est bon, alors il a fait quelque chose le principe de carrière et de compétition, cela devrait dominer toute sa vie. Cela fait de l'anxiété le principe de l'éducation par excellence, la peur de l'échec, du plus fort, des parents, de l'enseignant, etc. "(Freyaldenhoven 1991, p. 29).

Qualification des enseignants

Il est largement admis que le yoga ne doit être enseigné que par des enseignants expérimentés et qui dispensent une formation qualifiée (voir Lenninger 1984, Ihle 1999, Buchmann 1988).

2.1.2.8 Yoga des enfants dans d'autres pays

Un séminaire international sur le «yoga à l'école», organisé par l'association RYE (Association pour la recherche sur le yoga dans l'éducation) du 22 au 27 août 1999 à Viktorsberg en Autriche, a fourni des indices pour des activités dans d'autres pays. L'événement a attiré 40 participants de 11 pays différents, dont les travaux ont été centrés sur les domaines d'activité pédagogiques. L'intérêt de l'association est de mobiliser les différentes techniques du yoga pour le travail éducatif. Il a été fondé par la française Micheline Flak (1992, Yogabhakti 1985 a), élève du professeur de yoga indien Satyananda (1985). L'association travaille au niveau international et compte des mandants dans de nombreux pays européens et d'outre-mer.

Les contacts au cours de la recherche et une conversation personnelle avec Gharote (1971), qui a joué un rôle déterminant dans l'introduction du yoga dans les écoles indiennes1, ont également révélé de nouvelles preuves.

En ce qui concerne la structure internationale du yoga pour enfants, la recherche a révélé diverses activités, notamment en Italie, où quatre associations de yoga différentes ont mené un projet pilote de yoga dans les écoles. Un accord conclu en 1998 avec le ministère de l'Éducation2 fixait les directives générales pour l'introduction du yoga dans les écoles, avec la mise en œuvre effective de la liberté de conception par les écoles participantes et les professeurs de yoga. Plus de 2000 étudiants, 500 enseignants et 50 professeurs de yoga ont participé au projet3.

Une autre activité est en France. Selon Moors (1995), des enseignants spécialement formés au yoga ont reçu pour instruction d'enseigner le yoga dans les écoles dans le cadre de l'éducation spéciale. En Belgique, le ministère de l'Éducation nationale propose des cours de formation continue (ibid.). Des efforts sont également déployés en Suisse pour intégrer le yoga dans les écoles (Radimerski 1999, Jenny 1997, Stadler 1999). Au Royaume-Uni, les fonds publics servent à financer les affectations d'enseignants de yoga dans des écoles axées sur le travail avec des enfants enclins au comportement1. Un projet du gouvernement suédois explore les possibilités du yoga en relation avec de nouvelles formes d'apprentissage. Pour d'autres pays, il existe des indications d'activités qui ne peuvent pas être traitées en détail dans le cadre de ce travail. Il est certainement certain qu'en Israël, en Uruguay, au Chili, en Norvège, aux États-Unis, en Autriche, au Danemark, en Australie, en Russie et en Grèce, on enseigne sporadiquement le yoga dans les écoles2.

La diffusion internationale du yoga démontre la transférabilité des techniques de yoga dans différents contextes et laisse entrevoir une grande flexibilité des méthodes. Cela invalide la réserve encore fréquemment exprimée selon laquelle le yoga est trop étroitement associé à la culture indienne ou à une physiologie supposée différente des Indiens pour pouvoir être utilisé dans d'autres cultures.

Comme le développement de l'Inde est le plus avancé, il sera décrit plus en détail ci-dessous

2.1.2.9 Yoga dans les écoles indiennes

Lorsqu'on examine la situation en Inde, il convient de garder à l'esprit que l'Inde a connu une période coloniale de plus de deux siècles sous l'occupation britannique, qui a finalement pris fin avec l'entrée en vigueur de la Constitution de l'Union indienne le 26.1.1950. Elle a été précédée par un retour, inspiré par le patriotisme, à son propre héritage culturel, qui a débuté au début du XXe siècle. Face à la prise de conscience croissante de l'importance des enseignements traditionnels, les premiers efforts ont été faits pour étudier les pratiques de yoga à l'aide de méthodes scientifiques (voir M. L. Gharote, 1991) et pour les intégrer au système éducatif indien. Swami Kuvalayananda, membre du conseil consultatif central pour l'éducation physique et les loisirs à New Dheli et fondateur du premier institut de recherche sur le yoga à l'Institut Kaivalyadhama de Lonavla (voir M. M. Gharote 1999), a joué un rôle de premier plan.

En 1981, un projet pilote a été lancé, initialement limité à un an. Le yoga a été introduit en tant que matière dans toutes les écoles publiques en Inde. Cela a été précédé par l'acquisition de milliers d'enseignants qualifiés pour la classe de yoga. Pourtant, il manquait encore 200 enseignants pour répondre pleinement aux besoins1. En 1986, le ministère de l'Éducation a adopté une résolution dont le contenu est le suivant:

Des efforts devraient être faits progressivement pour fournir dans le yoga à tous les stades de l'enseignement au stade de l'école secondaire supérieure. Le yoga devrait être introduit dans les cours de formation des enseignants à différents niveaux. En outre, pour assurer la formation continue des enseignants, il faudrait créer des instituts réputés dans le pays et dispenser aux enseignants une formation d'une durée suffisante ".

En cours de développement, le yoga est enseigné dans les écoles publiques dans le cadre de l'éducation physique. Le contenu de la leçon ne comprend initialement que les exercices physiques de Yoga1. En 1990, M. L. Gharote a formulé, dans une analyse résumée des expériences vécues jusqu'à présent, une recommandation sur l'instauration du yoga en tant que matière scolaire indépendante:

Le début du cours de yoga est une matière à part dans l'éducation dans l'enseignement du yoga à la faculté de pédagogie de l'Université de Poona "(ML Gharote 1990b, p. 47).

2.1.3 Contexte théorique du yoga

Les premières références au yoga se trouvent déjà dans les représentations de personnages dans des postures de méditation typiques du 3e millénaire av. Il existe également des références isolées aux techniques de yoga dans les Védas, dont l'origine remonte de 2000 à 1000 av. Chr. Suspecté. Les indices s'accumulent dans les Upanishads, créés entre 700 et 500 av. Dans le Mahabarata - en particulier le Bhagavadgita - le yoga a déjà une place de choix. Mais ce n'est qu'à la même époque que le Yoga Sutra de Patanjali (Deshpande, 1985) était, il ya environ 2000 ans, une fondation théorique sous la forme d'un résumé systématique et d'une élaboration des enseignements traditionnels du yoga. Ce recueil de valeur exceptionnelle parmi les textes sources du yoga sert toujours de manuel pour la pratique du yoga.

Dans le Yoga Sutra, il existe effectivement une approche différenciée des interactions psychophysiques, mais ce n'est pas le thème principal du traité. Seule l'émergence croissante de parcours d'exercice orientés vers le corps entre le XIIIe et le XVe siècle après le Christ a constitué un fondement théorique supplémentaire du yoga, axé sur les interactions psychophysiques. Les concepts de base se trouvent notamment dans le Hatha Pradipika de Svatmarama (Digambarji / Kokaje 1970) et dans le Gheranda Samhita (Digambarji / M. L. Gharote 1997). Pour l'adaptation du yoga aux différentes phases de la vie, le yoga Rahasya de Nathyamuni (Krishnamacharya 1989) est important et contient des instructions pour la mise en œuvre méthodique et didactique des exercices de yoga.

Nous présentons ci-après les concepts centraux de ces essais qui présentent un intérêt pour le problème du présent ouvrage.

2.1.3.1 Yoga Sutra de Patanjali

La date exacte d'origine des sutras de Yoga n'est pas connue et est datée par Fischer-Schreiber et al. (1986) et Glasenapp (1985) entre 200 avant et 400 après Christ. Les fluctuations dans la datation temporelle sont dues au fait que le texte a été écrit à l'origine sur des feuilles de palmier et qu'il n'ya donc pas d'original, mais seulement sur des copies répétées. En général, il existe en Inde une tradition qui place l'œuvre au-dessus de l'auteur. Dans ce contexte, aucune information n'a été fournie sur la personne Patanjali.

Étant donné que l'étiquetage des feuilles de palmier prend beaucoup de temps, et que celles-ci se décomposent également au bout de quelques générations, il s'agissait dans l'intérêt de la transmission du savoir, de la nécessité d'un résumé sous forme comprimée. A partir de là, a développé la forme de `Sutra '. Le terme se rapportait à l'origine à la chaîne d'une chaîne de perles et peut être décrit dans le sens moderne avec «guide» ou «fil rouge». La forme linguistique est réduite dans le sutra extrêmement à l'essence de la déclaration. De cette manière, il est possible de mémoriser tout le texte et de le répéter jusqu'à ce que cela ait du sens. Une compréhension des sutras se développe généralement à travers les commentaires.

Le plus ancien commentaire connu, `Yoga-Bhasya ', écrit, provient de Vyasa et est daté du VIIe au VIIIe siècle (voir Eliade 1999, p. 183).

En tant que connaissance établie à bien des égards et pouvant être communiquée et vérifiée de manière intersubjective, le Yoga Sutra de Patanjali, qui a vu le jour il y a plus de 2 000 ans, peut être considéré comme une science dans la perspective d'aujourd'hui. Divers commentateurs indiens interprètent les sutras dans le sens d'une structure expérimentale qui produit des résultats prévisibles et peut être comprise par quiconque accepte les instructions (par exemple, Vivekananda 1983, Taimni 1982, Karambelkar 1987, Krishnananda 2001), un point de vue confirmé par des scientifiques occidentaux (Ebert 1986, pièce 1998).

En combinaison avec les concepts du Hatha-Yoga1, le Yoga Sutra constitue aujourd'hui la base théorique de la recherche en yoga appliqué, qui étudie les effets de différentes pratiques. En se concentrant sur une gamme limitée d'effets du contexte originellement très complet et spirituel du yoga, des phénomènes individuels sont isolés afin de les rendre accessibles à une recherche objectivante.

Le sujet du Yoga Sutra est le fonctionnement de l'esprit humain, de l'état mental qui prévaut normalement au potentiel humain pleinement développé. Les possibilités d'une formation systématique sont indiquées et les techniques appropriées sont nommées. La priorité est donnée à la démonstration d'une voie de développement à plusieurs facettes, caractérisée par un déploiement progressif de la capacité de concentration. Les questions théoriques et philosophiques ne sont pas traitées de manière spéculative, mais dans une référence pratique immédiate.

2.1.3.1.1 Théorie de la concentration à Patanjali

Pour les commentaires suivants, Karambelkar (1987), Deshpande (1985), Taimni (1982) Eliade (1999), Vivekananda (1983) et Vyasa (o.J.) ont été évalués. Desikachar (1991), Iyengar (1995), Krishnananda (2001) et Bretz (2001) ont examiné d'autres commentaires. L'objectif était d'analyser la perspective de la concentration à Patanjali.

Bien que le terme «concentration» soit largement utilisé dans les commentaires susmentionnés et que la «concentration» occupe généralement une place centrale dans la philosophie du yoga, aucun des auteurs ne trouve d'analyse cohérente du concept de concentration à Patanjali. Une des raisons à cela est que dans la littérature de commentaires l'explication des sutras est au premier plan et qu'il s'agit moins d'élaborer des concepts spéciaux. Une autre raison est que la "concentration" provient d'un système de concepts différent et n'est utilisée qu'à des fins de comparaison pour traduire le point de vue de Patanjali dans une terminologie moderne.

La possibilité de comparaison implique toujours une similitude des systèmes et justifie donc de dériver des sutras une théorie de la concentration.

Lors de la traduction de la terminologie sanskrite en allemand, il fallait constamment tenir compte des options de traduction, la terminologie des sutras faisant référence à un contexte pour lequel les mots correspondants font souvent défaut dans les pays germanophones. Il serait utile d'adopter les termes sanscrits de la philosophie du yoga comme terminologie spécialisée en allemand et de renoncer à une traduction. La terminologie sanskrit a le statut d'un jargon précis pour décrire des phénomènes mentaux, pour lesquels, dans de nombreuses langues, une terminologie appropriée doit encore être développée dans de nombreux cas. Dans le contexte d'un discours interculturel et interdisciplinaire de plus en plus émergent sur le fonctionnement de l'esprit humain, le sanscrit peut apporter une contribution à la compréhension des partenaires du discours. Surtout dans le domaine de la recherche sur le yoga, qui opère dans un contexte international, un échange ne peut s'effectuer que par le biais d'une terminologie commune, utilement basée sur l'original en sanscrit. Dans ce qui suit, la traduction allemande choisie sera précédée des termes en sanscrit. La référence au terme sanscrit original entre crochets devrait permettre une référence au texte original. L'utilisation de la terminologie sanskrit en allemand est entravée par des caractères spéciaux. Jusqu'ici, il n'y a pas de réglementation uniforme pour le monde germanophone concernant l'orthographe, qui est basée sur l'alphabet allemand. Afin de faciliter la réception de ce langage technique, la notation des termes sanscrits a été germanisée.

Une traduction de la terminologie sanskrit est basée sur Digambarji / Sahay (1991), avec le soutien du ministère indien des Ressources humaines.urce Development 'ont présenté un dictionnaire critique sur les concepts centraux du yoga en anglais, ainsi que le glossaire sanscrit de Taimni (1982) et de Deshpande (1985).

2.1.3.1.2 Fonctionnement de l'esprit

Dans ce qui suit, seuls ces sutras sont présentés en détail, ce qui est directement pertinent dans le contexte mentionné. Sinon, les références entre parenthèses sont des références au texte d'origine.

Le concept de concentration de Patanjali est intégré à une analyse complexe des processus psychomentaux. Le concept de fonctionnement de l'esprit humain revêt une importance capitale.

Patanjali définit le yoga comme suit:

Yogas citta vrtti nirodha (YS I: 2) 1

Yoga = Yoga est; Citta = conscience; Vrtti = mouvement, condition, état d'esprit; Nirodha = arrêt, s'immobiliser

• Le yoga est la relaxation du mouvement de la conscience.

• Le yoga est cet état intérieur dans lequel les processus mentaux et spirituels s'immobilisent.

Ce sutra exprime brièvement l'essence même de la profession de yoga. Un double caractère de yoga en tant que moyen et de yoga en tant que condition devient clair.

Dans ce qui suit, nous présentons les concepts centraux nécessaires à la compréhension ainsi que les hypothèses sous-jacentes concernant le fonctionnement de l'esprit.

yoga

Le terme «yoga» désigne à la fois une méthode pratique de contrôle des processus psychomentaux et un état mental appelé «Citta Vrtti Nirodha» (voir Karambelkar 1987, 5, Deshpande 1985, p.

Citta

«Citta» est un terme lié à la conscience pour lequel il n'existe pas d'équivalent exact en allemand. Normalement, la conscience est associée à la conscience d'être, de ressentir et de vouloir. Citta, en revanche, englobe toutes les manifestations de la conscience humaine: conscience éveillée, subconscient, conscience onirique et surconscience (Taimni 1982, p. 325). Par superconscience, on entend un état de conscience au-delà de la conscience normale, libre de tout conditionnement et doté d'une capacité de concentration très développée. Selon Eliade (1985), la principale possibilité de réaliser un tel État est l'une des "plus grandes découvertes de l'Inde". C'est une quantité largement inconnue et négligée en Occident.

vrtti

«Vrtti» fait généralement référence à toutes sortes de mouvements psychomentaux de la conscience. Celles-ci peuvent être causées par des pensées, des désirs, des sentiments et des actions ou découler d'impressions subconscientes.

Des mouvements psychomoteurs similaires (Vrttis) forment des concepts mentaux et des schémas au sein desquels la conscience se déplace normalement. Patanjali les classe dans les cinq catégories suivantes: connaissance valide, erreur, imagination, conscience du sommeil et mémoire (YS I: 5).

Les mouvements psychomentaux laissent des traces dans la conscience, appelées «Samskaras». Ce sont des représentations mentales d'expériences passées plus ou moins prononcées en fonction de leur intensité (ES II: 4). En tant qu'impressions inconscientes dans la psyché (Vasanas), ces traces forment des latences subliminales (YS IV: 9), qui peuvent émerger à tout moment dans un cycle sans fin et se manifester à nouveau en tant que mouvement psycho-mental (voir Deshpande 1985, p. 172; Eliade 1985, p. 49 f; Taimni 1982, p. 338) 1.

Selon Patanjali (YS I: 5), il existe deux types de mouvements psychomentaux: ceux qui provoquent des tensions (klistha) et ceux qui résolvent le stress (aklistha). La tension provient de la contradiction interne entre l'imaginé et le réel, lorsque la réalité n'est pas perçue telle qu'elle est, mais à travers un filtre d'empreintes individuelles.

Tableau 4: MOUVEMENTS MENTAUX DE TENSION

Tous les mouvements psycho-mentaux (Vrttis), qui sont déterminés par les tendances instinctives (Kleshas), créent une tension (YS II: 3). Tendances instinctives Patanjali se classe selon cinq types:

• Incapacité à reconnaître la réalité par l'attachement aux inclinations individuelles, à l'ignorance, à la confusion du visible avec le réel (Avidya);

Attachement au moi, perspective égocentrique (asmita);

- attraction, attachement à l'agréable (raga);

- aversion, éviter les désagréments (dvesa);

- Instinct de conservation, peur de la mort (Abhinivesha).

Cette classification caractérise une structure de base innée autour de laquelle se forme la perception humaine de la réalité. Les principales forces motrices sont l'attraction (Raga) et l'aversion (Dvesa). Cela conduit à la conscience d'une tendance à s'accrocher à l'agréable et à éviter le désagréable. La perspective égocentrique (asmita) tente de rencontrer tout ce qui porte atteinte à l'estime de soi avec aversion (dvesa). La haine et l'aversion ont leurs racines dans l'attirance, dans l'attachement à l'agréable (raga). La moindre perturbation de Raga laisse les sentiments de Dvesa se retourner. (voir Deshpande 1985, p. 103).

L'ensemble des penchants instinctifs crée une tension, car l'homme s'embrouille dans une vision (Khyati) de la réalité basée sur des penchants individuels (Avidya Khyati), négligeant l'étendue des empreintes existantes (YS I: 4, II: 5, 24) (voir Deshpande 1985, p. Cela crée une tension entre l'imaginaire et le réel. Cette tension se manifeste tôt ou tard comme le résultat d'actions fondées sur ce conflit fondamental (YS II: 12, II: 13, II: 14, II: 34, IV: 7).

Tableau 5: MOUVEMENTS MENTAUX À RÉSOLUTION DE TENSION

Les mouvements psychomentaux sont toujours présents d'une manière ou d'une autre - à l'exception de la condition dite de «Nirodha», synonyme d'immobilisation complète des mouvements psychomentaux et qui ne peut être atteinte de manière permanente que par un long entraînement. La philosophie du yoga préconise que les mouvements psychomentaux soient dirigés vers une direction qui dissout les tensions par une décision intérieure. Dissolvez tous les mouvements psycho-mentaux qui servent à résoudre l'erreur et l'ignorance (Avidya).

Ce changement de direction conduit à un contre-mouvement à la structure qui prévaut normalement, déterminé par les inclinations instinctives. En choisissant la possibilité de mettre ses mouvements de pensée au service de la clarification de l'erreur et de l'ignorance (YS II: 17, IV: 24), une vision objective de la réalité peut se développer (YS I: 5). Le résultat est une vision distinctive (Viveka Khyati) (YS II: 26), qui permet à l'homme de se détacher de la structure des identifications (Vrtti Sarupya) (YS I: 3) qui crée une tension.

En principe, il existe soit la possibilité de donner à la conscience une direction génératrice de tension (Avidya Khyati), soit une direction de dissolution de la tension (Viveka Khyati). Pour le changement de direction nécessite un lecteur interne. L'impulsion décisive vient du caractère distinctif (Viveka). Ce n'est que sur la base du pouvoir distinctif que l'on peut reconnaître le caractère de perception des tensions, qui sont fondés sur une confusion du perçu avec le réel (YS II: 15, II: 17). Si un intérêt se pose alors pour développer une perception objective, un processus de contre-mouvement (Pratiprasava) se pose sur la perception génératrice de tension (Avidya Khyati) (YS II: 10). La conclusion de ce contre-mouvement (Pratiprasava), le détachement de la structure des identifications avec les perceptions, déterminée par les penchants instinctifs (Kleshas), ne se produit que lorsque Citta Vrtti Nirodha est atteint de manière permanente et non seulement brièvement. Ensuite, la perception conditionnée

(Avidya Khyati) s'est dissoute grâce à la distinction constante entre l'imaginé et le réel (Viveka Khyati) et a laissé la place à une expérience de la réalité (Purusha Khyati).

nirodha

"Nirodha" est, selon Digambarji / Sahay (1991), le blocage complet des mouvements psychomentaux (Citta Vrttis), dont la place est occupée par "Samapatti". «Samapatti» est défini par Taimni comme une fusion de celui qui perçoit avec l'objet de la perception (voir Taimni 1982, p. 95) et par Deshpande comme une sorte de contemplation qui s'approprie complètement l'objet de la contemplation, l'imprègne complètement (cf. Deshpande 1985, p.197).

Cet état de silence complet est un potentiel humain et non une catégorie arbitraire introduite par Patanjali, limitée à la culture indienne. Il peut briller brièvement dans chaque être humain sans être perçu consciemment (voir Karambelkar 1987, p. 349). Taimni qualifie ce phénomène d'"état psychologique momentané non modifié", qui se produit "avant qu'une impression occupant le champ de la conscience soit déplacée d'une autre" (Taimni 1982, p. 256).

Une totale tranquillité d'esprit (Nirodha) peut être intentionnellement évoquée par l'exercice et étendue au fil du temps (voir Taimni 1982, p. 256). Comme tout acte, la pratique laisse aussi de manière sereine des impressions (Samskaras) qui soutiennent un processus de transformation (YS III: 10) appelé «Nirodha Parinama» (YS ??III: 9) - la transformation de la psyché en un état permanent de Nirodha.

S'agissant d'une constitution dissociée des mouvements de pensée, Nirodha ne peut entrer que spontanément et ne pas être provoquée par la volonté, car la volonté est un effort mental. Cependant, la pratique systématique augmente la probabilité que le phénomène se produise.

Jusqu'à l'établissement à long terme de Nirodha, différentes étapes doivent être complétées (YS I: 17, III: 9-13). À l'état complètement développé, la conscience est non seulement exempte de toute identification avec des processus psychiques, mais également exempte d'impressions subconscientes (Vasanas) et d'inclinaisons instinctives (Kleshas) (YS IV: 28).

2.1.3.1.3 La conscience en tant que phénomène matériel

Selon la philosophie Samkhya, Patanjali considère les processus de la conscience humaine comme des événements matériels (YS II: 18, 19). Il y expose une doctrine fondamentale de la philosophie hindoue selon laquelle toutes les manifestations observables sont généralement considérées comme des phénomènes matériels. Les expériences mentales de sentiment et de perception, ainsi que les expériences mentales de pensée, d'imagination, d'intelligence ou d'attention sont considérées comme de simples processus matériels. Dans les Yoga Sutras, il n'y a pas de séparation dualiste entre le corps et l'âme. Celles-ci sont considérées comme des densités de matière différentes, qui ne diffèrent que par la "formule de leur composition" (Eliade, 1999).

La matière (Prakrti) est caractérisée par trois énergies de base: les "Gunas". Ceux-ci sont divisés en "Sattva", "Rajas" et "Tamas". Traduit en qualités psycho-mentales, Sattva représente la concentration et la clarté, le mouvement et la force motrice des Rajas, l'inertie et l'inconscience de Tamas (voir Eliade 1999, p.33 et suiv.; Dehspande 1985, p. 109 et suiv. Taimni 1982, p. 158 et suiv.) La classification ne crée pas de valences, mais caractérise les forces motrices fondamentales.

En tant qu'autorité allant au-delà des catégories de substances (Gunas), Patanjali proclame le «Purusha». Purusha est un principe de conscience ou d'esprit totalement épargné par la matière (Prakrti) (YS III: 49, IV: 34). Il représente l'essence de chaque manifestation, le principe objectif par excellence. Métaphoriquement, Prakrti peut être décrit comme un "voile avant la perception". Lorsque ces voiles disparaissent, Purusha peut apparaître et «Purusha Khyati» devient possible - l'expérience de la réalité. Il n'est pas possible de réaliser cette expérience de la réalité (Purusha Khyati). Comme pour toute pratique de yoga en général, il est également vrai que l'être humain ne peut créer que des conditions favorables à la réalisation de l'état souhaité.

L'involution de la conscience (Purusha) dans la matière se produit dans un processus progressif. En relation avec l'esprit humain, cela signifie que le degré d'ignorance (avidya) ou de matité (tamas) devient plus fort à mesure que le lien entre la conscience et la matière devient plus fort (voir Taimni 1982, p. 134). Inversement, la proximité la plus proche de la réalité ou de l'objectivité (Purusha) est lorsque la conscience est dans un état de clarté (sattva).

La conscience humaine a la moindre condensation matérielle de toutes les manifestations. En conséquence, il possède la capacité de connaissance objective (Purusha Khyati) (YS I: 39), pour une perception parfaite sans nuages ??(YS I: 41, 43, 51, IV: 23). La condition préalable est une forte empreinte sattvique de conscience (citta). Car, selon un postulat fondamental de la philosophie du yoga, la perception de la réalité est déterminée par la constitution spirituelle (YS IV: 15), et "celui qui" voit "n'est que" l'énergie de la vision "(YS II: 20, voir Deshpande 1985, La manifestation de sattva sous forme de concentration, ainsi que celle de tamas sous forme de matité, peuvent être attribuées à la manifestation de sattva sous forme de concentration une purification ou un assombrissement de la matière qui constitue la conscience1.

Le concept de trigunas en Inde est encore utilisé aujourd'hui comme modèle pour la classification de la personnalité humaine. Une ventilation des types de personnalité sur cette base a fait l'objet d'activités de recherche à l'Université indienne hindoue de Benares dans les années 1970, avec treize des seize sous-types prouvant leur validité, selon Ray (1998).

2.1.3.1.4 Étapes de la concentration

Dans le Yoga Sutra, les états de conscience dans différents contextes sont classés de manière hiérarchique afin de les rendre transparents et accessibles au contrôle. Une classification commune basée sur Vyasa subdivise la conscience en cinq états de base (voir Eliade 1985, p. 45; Karambelkar 1987 p. 21 f):

Tableau 6: CONDITIONS DE BASE DE LA SENSIBILISATION

Kshipta dispersé, instable, confusion

Mudha sombre, terne, dépression

Vikshipta stable et instable, effort de concentration

Ekagrata fixé à un point, concentration parfaite

Nirodha cessation complète des mouvements psychomentaux

Les deux premiers états de conscience sont communs à tous. Ils caractérisent l'état d'esprit qui prévaut habituellement. Au troisième niveau, il y a une fixation momentanée de l'esprit, telle que la mémoire lors de la résolution d'un problème mathématique ou des exercices d'attention. Dans l'état Ekagrata, la conscience est constamment à l'écoute et complètement concentrée (voir Eliade 1985, p. 45). Si ensuite on ajoute un moment d'oubli de soi, cela peut être basé sur la concentration parfaite (Ekagrata) n faites une transition en douceur vers l'état de Nirodha, qui connaît à son tour divers stades de développement.

Les différents niveaux de conscience caractérisent un développement progressif de la capacité de concentration. Si vous essayez de les attribuer aux gunas dominants, vous pouvez le faire comme suit:

Kshipta dispersé, instable, confusion Rajas

Mudha sombre, terne, dépression Tamas

Vikshipta stable et instable, effort pour

Rajas et Sattva à concentration

Ekagrata fixé à un point, concentration parfaite sattva

Nirodha Cessation complète des mouvements psychomentaux au-delà des Gunas

La formation d'une constitution concentrée va de pair avec l'établissement du principe sattvique.

La transformation permanente d'une attitude rajasigen et tamasigen en sattvique est un processus long et riche en présuppositions. Bien que la conscience se remplisse d'autres contenus avec chaque mouvement psycho-mental (Vrtti), la constitution mentale de base d'une personne reste généralement plus ou moins constante au cours de sa vie (voir Karambelkar 1987, p. Une transformation se produit par des changements graduels des impressions dans la conscience (Samskaras) et ne s'achève que lorsque la matière brute est complètement remplacée par une matière subtile, qui n'est susceptible que de pensées et de sentiments façonnés par le sattvisch (voir Taimni 1982, p.

2.1.3.1.5 Causes des troubles de la concentration

Selon la philosophie yogique, la conscience humaine est naturellement dans un état de concentration perturbée (Kshipta et Mudha) interrompue par de brefs moments de concentration (Vikshipta). L'objectif est un état de concentration permanente (Ekagrata), qui conduit à l'expérience de la réalité (Nirodha). Du point de vue occidental, Patanjali formule une demande de concentration extrêmement forte. La concentration complète n'est donc possible qu'au-delà des mouvements psychiques (Vrttis) dans l'état de Nirodha.

Hormis Nirodha, tous les autres états mentaux sont déterminés par identification aux mouvements psychomentaux (Vrttis) (YS I: 4). Alors que les mouvements psychomentaux de tendances instinctives (Kleshas) sont maintenus, le trouble de la concentration a par conséquent une cause innée1.

Patanjali (YS I: 30) mentionne neuf autres causes (concentration) de perturbations de la concentration (Citta

Viksepa) en plus de la cause première du dérangement de concentration causé par des tendances instinctives (Kleshas) enracinées dans la nature humaine:

Causes des troubles de la concentration (Antarayahs)

1ère maladie (Vyadhi)

2. Indifférence (Styana)

3. Doute (Samsaya)

4. Négligence (Pramada)

5. Inertie (Alasya)

6. S'en tenir aux choses (Avirati)

7. Connaissance fausse ou erronée, tromperie (Bhranti Darshana)

8. Échec de la concentration (Alabdha Bhumikatva)

9. Instabilité de la concentration (Anavasthitatvani)

L'étiologie de Patanjali suit une vision holistique. Outre des facteurs physiques (1) et mentaux (2 - 6), il inclut également une connaissance insuffisante (7) et un manque de concentration et d'attention (8-9), ce qui permet de prendre en compte un aspect temporel (9) (voir Kömhoff 1995, p.).

2.1.3.1.6 Caractéristiques des troubles de la concentration

Selon Patanjali, les symptômes accompagnant un esprit distrait (Citta Viksepa) souffrent (Dhuka), de troubles de l'humeur (Daurmanasya), de tensions dans le corps (Angamejayatva) et de troubles de l'un (Svasa) et d'expiration (Prasvasa) (YS I: 31).

Dès qu'il y a perturbation de la concentration, celle-ci s'accompagne d'un ou de plusieurs de ces signes extérieurs et devient ainsi accessible à l'observation. Les deux premiers troubles se manifestent au niveau physique via la posture et le langage corporel, les deux derniers par des tensions dans le corps et par la modification du flux respiratoire normal (voir Karambelkar 1987, p. Selon Karambelkar, la tension physique et les troubles respiratoires sont certainement des manifestations de tout type de trouble psychomental qui se développent proportionnellement à leur intensité.

Il peut même être possible de décoder le type de maladie mentale perturbation ou émotion en observant minutieusement le changement produit dans le schéma respiratoire "(Karambelkar 1987, p. 90).

2.1.3.1.7 Concentration d'entraînement en yoga

L'établissement d'une constitution concentrée (sattvique) peut être influencé par des exercices. Tout ce qui a toujours été vécu par les organes sensoriels et laissé des empreintes dans le cerveau est, selon la vision indienne, déposé dans le `Karmasayah '(voir Karambelkar 1987, p.188, p.351, Taimni 1982, p.146), un souvenir les `karmas ', actions dont la nature exacte et la localisation ne sont pas spécifiées plus précisément. Le contexte utilisé avec ce phénomène est très complet. Cela inclut les pensées, les souhaits, les sentiments et les actions. Ceux-ci laissent des traces (samskaras) qui influencent l'action future et ont donc des effets existentiels (YS II: 12, II: 13, II: 14, II: 34, IV: 7) 1.

La théorie du Samskara suit une équation simple: des actes répétés ne conduisent à des pensées fortes et fugaces qu'à des impressions faibles. Selon cette notion, le plus petit exercice crée déjà une faible exigence de réflexion et d'action futures, une pratique répétée et intensive, mais une base solide et sûre.

2.1.3.1.8 Méthodes de développement de la concentration

Pour rassurer (Citta prasadana) d'un esprit distrait (Citta viksepa), selon Patanjali, "l'utilisation d'une méthode est indiquée" (YS I: 32) (voir Karambelkar 1987, p. 92), aucune méthode ou école particulière n'étant privilégiée. , Cela montre une ouverture fondamentale du système de yoga, qui reconnaît et intègre toutes les méthodes de pratique permettant de concentrer l'esprit dans un état concentré (voir Taimni 1982, p. 92).

Bien que Patanjali mentionne diverses méthodes éprouvées pour le développement de la concentration, il n'existe que des instructions générales pour l'exécution. Les connaissances pratiques ont été transmises au présent par diverses écoles. De plus, on peut aujourd'hui utiliser un grand nombre de publications qui permettent de mieux comprendre les techniques individuelles.

Pour surmonter un esprit distrait, Patanjali (YS I: 33 - I: 39) nomme:

Tableau 7: POSSIBILITÉS

DÉTRESSE SPIRITUELLE À PATANJALI

1. Régulation comportementale: Cultiver une attitude aimante, compatissante, sereine et sereine (YS I: 33)

2. Exercices de respiration (YS I: 34)

3. Activation de la perception sensorielle extraordinaire (YS I: 35)

4. Méditation sur une lumière intérieure (YS I: 36)

5. Méditation sur un modèle vertueux (YS I: 37)

6. Connaissances acquises pendant le sommeil: "Nidrajnana" (YS I: 38)

7. Méditation sur un objet attrayant (YS I: 39)

Bien que la concentration puisse se manifester à tout moment, elle doit d'abord être disponible en tant que capacité. Cela nécessite fondamentalement le dépassement d'une perception dispersée dirigée vers l'extérieur. Taimni (1982) souligne le caractère préparatoire des méthodes de concentration voulues proposées par Patanjali:

"Le but est évidemment le renversement de la tendance de l'esprit à chasser sans cesse une pléthore de choses du monde extérieur, ainsi que le développement de la capacité de poursuivre avec persistance un but intérieur dans le domaine de la conscience" (Taimni 1982, p. 84).

Karambelkar (1987, p. 102) fait la distinction entre les méthodes à caractère préparatoire et les méthodes à caractère stabilisateur pour le centrage mental. La première catégorie comprend les méthodes mentionnées sous 1 à 2, la deuxième catégorie celles mentionnées sous 3 à 7.

La régulation comportementale mentionnée en premier lieu peut être considérée comme une recommandation d'action pour toutes les situations de la vie. Patanjali insiste donc sur la nécessité de réguler la réaction au milieu et formule un principe général sur lequel repose cette régulation (voir Karambelkar

1987, p. 94, Taimni 1982, p. La régulation comportementale crée de bonnes conditions externes, la régulation respiratoire de bonnes conditions physiques pour un processus ultérieur de repliement vers l'intérieur (samyama). Cela peut encore être stabilisé par diverses méthodes de méditation (3 - 7), où «méditation» (Bhavana) doit être compris ici dans le sens d'un exercice de concentration au moyen d'un objet spécifique.

Les méthodes mentionnées peuvent être utilisées alternativement selon Karambelkar (1987, p. 97) et conduisent à des résultats similaires. S'ils sont utilisés en parallèle, l'effet réalisable augmente.

Patanjali recommande la méditation au contraire (Pratipakshabhavanam, YS II: 33, 34) comme un autre moyen de résoudre les pensées perturbantes en remplaçant les propriétés et les pensées induisant le stress par des pensées réduisant le stress. Afin de parvenir à l'attitude aimante, compatissante, sereine et sereine désirée, cette méthode a connu d'innombrables formes dans la pratique.

8: EXEMPLES DE MÉDITATION DE L'OPPOSÉ

L'impatience est la patience, la colère est l'équanimité, la peur est le courage, la haine est l'amour. On peut entreprendre de développer une qualité telle que le courage, la patience, la non-violence, l'honnêteté et d'y penser plus longtemps. Afin d'intensifier l'effet, on peut effectuer une action chaque jour, ce qui prouve la propriété désirée et fonctionne en plus avec des affirmations. Si on utilise en plus une propriété désirée comme objet de méditation, sur lequel on concentre toutes les pensées t, l'effet réalisable augmente.

Dans la méditation au contraire, c'est une méthode qui peut être utilisée dans la vie quotidienne, lorsque des impulsions mentales indésirables apparaissent. Cela nécessite une certaine distance de l'agitation intérieure et une grande vigilance, qui ne se développe généralement que par un entraînement spécial. L'exercice du processus de concentration ` Samyama '(YS III: 23, II: 4) - une technique dans laquelle l'esprit est complètement aligné sur un objet choisi - convient à cet effet.

2.1.3.1.9 Composantes de base de la pratique

Le facteur actif

Afin de réaliser l'état de repos mental souhaité (Nirodha), il faut deux hypothèses de base que Patanjali désigne par ` Abhysa 'et' Vairagya '(YS I: 12).

Abhyasa définit Patanjali comme un effort intense pour calmer les mouvements de pensée (YS I: 13) et parvenir à une pause (Sthiti) exempte de mouvements psychomentaux (Vrttis) (voir Deshpande 1985, p. L'effort est une caractéristique fondamentale de tous les exercices qui servent à calmer et à aligner l'esprit (voir Taimni 1982, p.32, Karambelkar 1987, p.27).

«Vairagya» est généralement traduit par «détachement». Dans le vrai sens du mot, on voit clairement de quoi un détachement doit être fait, car Vairagya est dérivé de 'Raga', l'attachement à l'agréable, qui appartient aux penchants instinctifs (Kleshas) (voir Taimni 1982, p. Par conséquent, il devrait y avoir un détachement des penchants instinctifs, et surtout une tendance à suivre le plaisir et à éviter les choses désagréables (Raga). Comme le montre le contexte des tendances instinctives

(Kleshas), il s'agit d'un instinct fondamental chez l'homme qui déforme la perception de la réalité par catégories subjectives. Le dépassement de l'attachement revêt donc une importance primordiale dans la philosophie du yoga afin de parvenir à la vision objective souhaitée de la réalité.

Le détachement des attachements (Vairagya) se déroule en différentes étapes (YS I: 15, 16) (voir Taimni 1982, p. En tant que qualité mentale, elle commence par la simple maîtrise de soi qui se manifeste par le fait que les pensées et les émotions peuvent être considérées à distance. Vairagya pleinement développé se caractérise par un détachement complet de l'identification aux mouvements psychiques et permet une réalisation objective à travers une perception parfaitement claire (Purusha Khyati) (YS I: 16).

Atteindre le but de maîtriser les processus psycho-mentaux, ce qui suppose un détachement (Vairagya) de la structure des penchants instinctifs (Kleshas), nécessite un effort intense (Abhyasa), qui continue de patanjali pendant une longue période de temps, sans interruption. doit (YS I: 14). Les efforts (Abhyasa) et le détachement (Vairagya) sont des actions actives au service du même objectif (Nirodha).

Le facteur passif

Mais un succès de pratique ne peut pas être atteint. Ceci est essentiellement déterminé par la présence d'un troisième facteur, Satkara (YS I: 14). Karambelkar traduit ce terme en «attitude réceptive» et implique une composante passive de l'action, l'ouverture. Une comparaison imagée est destinée à illustrer l'interaction des facteurs effort, détachement et auto-ouverture:

"C'est comme nettoyer une pièce et la garder en ordre." Garder une pièce propre est, en un sens, important, mais autrement sans importance d'une autre manière: il doit y avoir de l'ordre dans la pièce, mais l'ordre ne sera pas la porte ou la porte Ne laisse pas ta volonté ou ta volonté ouvrir la porte, tu ne peux pas inviter l'autre, tu ne peux que garder la pièce propre, c'est-à-dire être vertueuse sans demander ce qu'elle est ensuite, si vous avez de la chance, la fenêtre s'ouvrira et le vent doux s'introduira. Sinon, cela peut ne pas arriver, cela dépend de votre état mental. "

(Krishnamurti 1993, p. 31).

Tableau 9: EXCURSION - LA CLAUSE DE RELAXATION À PATANJALI

Le terme 'relaxation' souvent associé au yoga ne peut être trouvé qu'indirectement avec Patanjali, par exemple en rapport avec YS II: 46 "La posture assise doit être ferme et agréable (sukham)". Le concept de relaxation est trouvé mais sans équivalent direct.

Il y a une certaine difficulté à transférer des concepts dans d'autres catégories de pensée. Une analyse des sutras en ce qui concerne le concept de relaxation utilisé fait toutefois référence à une compréhension très différenciée du processus de relaxation. Comme déjà indiqué à propos des inclinations instinctives (Kleshas), le Yoga Sutra distingue les mouvements psychomentaux générateurs de tension (klistha) et résolvant le stress (aklistha). La "relaxation" de Patanjali est un élément actif dans ce cas et ne signifie en aucun cas une dérive de conscience sans but. Étant donné que l'activité mentale est toujours présente sauf dans l'état de Nirodha, elle devrait recevoir une directive. Cela présuppose une décision (viveka) de la relaxation qui doit avoir lieu - (par Avidya Khyati, la perception conditionnée) - et de la tension qui devrait se produire (sur Viveka Khyati, la perception discriminante).

Considérant les deux principes d'Abhyasa et de Vairagya du point de vue de la relaxation, une polarité est également un trait caractéristique du concept de relaxation à Patanjali. Pour obtenir un repos spirituel (Nirodha), il faut une simultanéité de tension et de relaxation sur le plan mental. Une tension se produit lorsque l'objectif est de maîtriser les processus internes, en effort continu (Abhyasa) pour atteindre l'objectif défini du repos mental (Nirodha). La tension totale se produit dans le détachement (vairagya) des parties de la personnalité qui entravent cet objectif car elles provoquent une tension (Kleshas). Dans le même temps, une attitude intérieure ouverte, réceptive et dévouée, qui doit être maintenue tout au long de la journée, revêt une grande importance. Bien qu'il comprenne une composante plus passive, il met également l'accent sur la réceptivité et, par conséquent, sur l'objectif, une tension de l'activité mentale tout en libérant une volonté compulsive et exiguë.

2.1.3.1.10 Domaines de pratique pour le développement holistique

Les sutras II: 27 à III: 3 sont connus sous le nom de "Sentier à huit membres" ou "Astanga Yoga". Patanjali décrit ici huit niveaux pertinents pour la pratique (Angas), qui couvrent tous les domaines de la vie. Ici aussi, montre le caractère typique du double yoga de l'exercice et de la condition physique: d'une part, les différents niveaux classifient certains exercices D'autre part, ils décrivent des états réalisables dans leur plus haut potentiel.

Il devient clair que le yoga ne peut pas être réduit à certains exercices, mais englobe un contexte holistique. L'exercice pratique est un moyen de parvenir à une finalité en vue de produire des qualités psychiques désirées et bien définies aux différents niveaux.

Les niveaux en détail sont (YS II: 29):

1. comportement social Yama

2. Paramètres Niyama

3. posture Asana

4. Régulation respiratoire de Pranayama

5. Pratyahara recule les sens

6. Fixation Dharana de la conscience sur un objet

7. Dhyana coulant

8. Samadhi Fusion

Le système de yoga propagé par Patanjali commence par la prise de conscience extérieure dans le contexte de l'environnement social (1) et par les attitudes intérieures (2) qui sous-tendent l'action. En tant que principes de base devant être suivis par chaque situation (YS II: 31), il formule des règles pour traiter avec les autres (Yama) et avec soi-même (Niyama).

La condition préalable pour suivre les règles est une prise de conscience bien développée des mouvements de l'esprit. Cela peut être entraîné par l'exercice à différents niveaux: au niveau du corps (3), du souffle (4), de la perception sensorielle (5) et de l'esprit (6, 7, 8). Le processus actuel de concentration a une signification stricte dans le Yoga Sutra et fait référence à un processus riche en présuppositions de différentes étapes (6, 7, 8) qui se confondent de manière fluide, collectivement appelées «samyama» (YS ??III: 4).

Bien qu'il existe un lien interne entre les étapes individuelles et les premières étapes qui fondent les autres, elles ne constituent pas une hiérarchie de pratiques. Un exercice devrait être fait à tous les niveaux en même temps que possible. En fonction des besoins personnels, l'introduction à la pratique peut en principe se dérouler à tous les niveaux et avoir des répercussions sur l'ensemble du complexe. Par exemple, les exercices physiques (3) peuvent apporter une qualité de respiration (4) qui crée des conditions favorables au retrait des sens (5), de sorte que la concentration puisse se manifester spontanément (6, 7, 8). La concentration, à son tour, a un effet rétroactif et modifie, par exemple, la qualité de la respiration (4), l'attitude (2) et le comportement social (1). En d'autres termes, l'expérience du centrage, le centre intérieur, a une force puissante qui améliore l'amélioration de la qualité aux niveaux en amont.

La division en huit étapes est basée sur l'observation d'une séquence de qualités mutuellement dépendantes. En conséquence, la concentration, en tant que condition préalable immédiate, permet de retirer les sens des objets (pratyahara), suivis d'une certaine qualité de souffle (pranayama) et de posture (asana). Comme le stress et les problèmes personnels sont au centre des préoccupations, la concentration est facilitée par une attitude sans tension (Niyama), ainsi que par un comportement social évitant le stress (Yama).

Il existe des opportunités de développement à chaque niveau, ce que Patanjali décrit au plus haut niveau (YS II: 30-45). Les qualités citées par Patanjali découlent de l'observation de ce qui est fabriqué par l'homme. Chaque personne incarne un mélange de différentes caractéristiques. Le système de yoga permet d'établir un diagnostic sur la position de l'individu et d'indiquer quelle position il convient de développer davantage par la pratique.

Yama et Niyama

Les règles de comportement social de Patanjali et du (Ahimsa), suivies de l'honnêteté (Satya), du non-vol (Asteya), du traitement discipliné de la structure instinctive (Brahmacarya) et de la non-possession de possession (Aparigraha).

L'attitude intérieure (Niyama) devrait être déterminée par la poursuite de la pureté corporelle (Sauca), le contentement (Samtosa), l'aspiration (Tapas), la réflexion sur soi-même (Svadhyaya) et la dévotion (Ishvarapranidhana).

En ce qui concerne les caractéristiques individuelles des Yamas et des Niyamas, il existe toujours une formulation d'objectifs au plus haut niveau. Par exemple, la non-violence (Ahimsa), qui est le but ultime au niveau du comportement, doit être développée de manière à créer un climat de paix autour de la personne qui y est fermement ancrée, ce qui mettra fin à toute hostilité qui règne dans son voisinage (YS II: 35).

Puisque les discussions sur la valeur sont guidées par le temps, le discours et le contexte, les règles mentionnées peuvent être interprétées de différentes manières et sont parfois discutées de manière controversée dans les commentaires.

asana

Selon Patanjali, un «asana» est une posture stable (sthira) et agréable (sukha) (YS II: 46). Selon cette caractérisation, toute posture caractérisée par ces caractéristiques peut en principe être considérée comme une asana. Cependant, la stabilité implique un aspect statique, un visage d'immobilité sur une longue période. En même temps, l'attitude devrait être agréable. Ces qualités ne sont données dans leur intégralité que dans des positions spéciales, comme elles ont été développées pour la méditation. Pour les praticiens expérimentés, ces postures sont confortables et peuvent rester en place très longtemps. Selon Ebert (1986), la "position du lotus" est la plus stable du point de vue biomécanique dans les postures instables:

"Dans le lotus, des enchevêtrements élastiques dans les ligaments et la musculature des articulations de la hanche et du genou se produisent en raison de l'enchevêtrement des jambes, qui sont entièrement compensés par la résistance ferme du siège sous la pression du poids du corps. Des preuves expérimentales sont disponibles dans l'EMG Findings de Das et Gastaut (1955), qui n'ont trouvé aucun potentiel d'action sur le muscle quadriceps du fémur, et il est à noter que le support fesses-genou-genou est une couche de recouvrement stable à trois points. Les seules forces musculaires nécessaires au maintien de la posture droite du tronc et de la tête sont minimales lorsque la colonne vertébrale prend sa forme physiologique, c'est-à-dire une double forme en S, comme dans une posture droite et détendue chez des personnes en bonne santé. Sous cette forme, la colonne vertébrale est dans un équilibre instable, qui est seulement en voie de disparition, nous Les couples (...) se produisent "(Ebert 1986, p. 50).

Patanjali insiste sur deux autres aspects transformant une posture ordinaire en asana (YS II: 47): Prayatnasaithilya et Anantasamapatti.

Digambarji / Sahay (1991), qui suivent de près les significations des termes utilisés, traduisent Prayatna avec effort et Prayatnasaithilya comme minimisation de l'effort. Le sans effort est considéré comme une caractéristique essentielle des exercices physiques du yoga. Le terme «Anantasamapatti», qui comprend les composants «Ananta» et «Samapatti», équivaut à un «Samadhi» durable.

De nombreux commentateurs (y compris Taimni 1982, Deshpande 1985 et Karambelkar 1987) utilisent le concept de relaxation dans ce contexte et traduisent «Saithilya» par «relaxation». Karambelkar (1987, p. 276) décrit Prayatnasaithilya comme relaxation physique complète et Anantasamapatti, relaxation mentale complète, la combinaison de ces caractéristiques constituant le caractère spécifique d'une posture de yoga (Asana):

"Bien que priatnasaithilya se préoccupe davantage du corps, il a un rapport avec la relaxation mentale et vice-versa, ananta-samapatti, qui se préoccupe davantage de l'esprit, a également une répercussion physique. , l'asana veut devenir une asana idéale du yoga selon le point de vue de Patanjali "

(Karembelkar 1987, p. 275).

En résumé, on peut dire qu'une posture dans le yoga a une dimension à la fois interne et externe. La dimension extérieure se manifeste de manière spécifique dans son exécution, la dimension intérieure dans une orientation mentale.

pranayama

«Prana» représente une force de vie subtile et fondamentale associée au souffle (voir Karambelkar 1987, p. 278 et suiv.). «Pranayama» (YS ??II: 49) fait référence d'une part aux techniques spéciales de régulation respiratoire conduisant à une certaine qualité de respiration (YS II: 50), et d'autre part à la qualité de la respiration elle-même, qui peut se manifester spontanément (YS II: 51) (YS II: 51) (YS II: 51) (voir Karambelkar 1987, pages 280 et 304; Taimni 1982, page 230). Patanjali (YS II: 49) décrit la qualité de respiration réalisable comme "une pause dans le rythme d'inspiration et d'expiration" (= Gativiccheda) (voir Deshpande 1985, p. 122).

Patanjali souligne explicitement (YS II: 53) que le pranayama crée une capacité à concentrer la pensée.

pratyahara

«Pratyahara» (YS ??II: 54) définit Digambarji / Sahay (1991) comme un recul du sens de l'attachement1. Selon Deshpande (1995, p. 197), cette activité est caractérisée par la "prise du mouvement extérieur des organes des sens".

Ce retrait des sens (Pratyahara) marque la transition entre le soi-disant 'Bahiranga Yoga' (YS II: 8), qui fait référence aux plans extérieurs (Angas) Yama-Niyama-Asana-Pranayama-Pratyahara et le `Antaranga Yoga '. (YS III: 7), qui inclut les processus purement mentaux (Dharana-Dhyana-Samadhi) (voir Digambarji / Sahay 1991).

Karambelkar souligne l'importance fondamentale de la rétraction des sens (Pratyahara) pour le processus ultérieur d'immersion concentrative:

À l'évidence, il s'agit d'un préalable indispensable aux étapes ultérieures de la méditation, à savoir Dharana, Dhyana et Samadhi. Si le citta continue à recevoir La Citta ne pourra jamais pénétrer profondément dans ses propres recoins intérieurs, ce qui se passe généralement pendant la dharana - dhyana-samadhi "(Karambelkar 1987, p. 311).

Dharana Dhyana Samadhi

Patanjali considère la concentration comme un processus en trois étapes en mouvement fluide: Dharana, Dhyana et Samadhi (voir Digambarji / Sahay 1991, p. 153), qu'il appelle "samyama" dans son intégralité (YS III: 4).

Selon la définition de «samyama» de Digambarji / Sahay, ce processus est caractérisé par une expansion progressive de la concentration:

"Samyama ... un terme technique pour la combinaison des pratiques de dharana, dhyana et samadhi ayant le même objet pour toutes les trois étapes de la concentration" (Digambarji / Sahay 1991, page 288).

Comme la plupart des commentateurs, Deshpande (1985) et Taimni (1982) ont traduit le terme «Dharana» en «concentration». Il en résulte une imprécision dans l'utilisation des termes, car les deux étapes suivantes, «Dhyana» et «Samadhi», font également référence à des aspects qualitatifs de la concentration. Par conséquent, il est logique de définir "Dharana" dans la définition de "connexion de la conscience à un objet" selon la définition donnée par Patanjali:

Desa-bandhas cittasya dharana (YS III: 1)

Desa = lieu, lieu, bandhah = contraignant, limitant, fixant, cittasya = de la conscience, dharana = dharana

Dharana est la connexion de la conscience avec un objet.

Mieux que «Dharana», le terme «samyama» recouvre le processus de concentration qui résume Dharana, Dhyana et Samadhi en tant que processus en trois étapes successives:

Trayam ekatra samyamah (YS III: 4)

Trayam = les trois; ekatra = au même endroit, uni; Samyamah = (est) Samyama

Ces trois s'appellent collectivement Samyama.

Planche 10: L'ASPIRATION CONCENTRATIVE À DIGAMBARJI / SAHAY (1991)

(Résumé et traduction de S. Augenstein)

1ère étape

Dharana (YS III: 1) =

Connectivité de la conscience avec un seul objet interne ou externe.

2ème étape

Dhyana (YS III: 2) =

Emploi exclusif de la conscience avec un contenu unique.

3ème étape

Samadhi (YS III: 3) =

Fusion de la conscience avec l'objet. Stade de concentration, dont la caractéristique est l'oubli total de la préservation de soi.

Au cours du processus de concentration (Samyama), la conscience est d'abord focalisée sur un objet (Dharana). Dans cette phase, l'esprit erre d'avant en arrière, mais reste toujours en contact avec l'objet de la concentration. La conscience de l'objet de concentration est toujours présente à l'arrière-plan et les pensées émergentes lui sont liées. Du point de vue de l'exercice, Dharana entraîne l'esprit à demeurer longtemps sur un objet (Deshabanda Cittasya), modifiant ainsi sa tendance normale à passer d'un objet à un autre. Dans l'étape suivante (Dhyana), la conscience est concentrée uniquement sur un objet, dans la dernière phase d'une expérience de réalité (samadhi) (voir Karambelkar 1987, p. 321). Le processus de transformation en étapes individuelles se produit spontanément et n'est pas soumis à un contrôle volontaire.

2.1.3.1.11 la concentration en tant que processus

Karambelkar fait remarquer que la genèse de toutes les découvertes ingénieuses a un schéma commun très similaire au processus de concentration que Patanjali appelle «samyama». Il l'illustre par les découvertes pionnières d'Archimède et de Newton et par la découverte bien documentée de Kekule:

"Il essayait de le rendre assez long pour déterminer cette structure du benzène. Lui, alors, il, il, hé, hé, hé, hé, hé, hé, hé, hé, hé, hé, hé, hé, hé, hé, hé, hé, hé! des serpents, chacun tenant la queue de l'autre, devant lui, dans sa bouche, le tout formant un hexagone fermé, Kekule, après s'être réveillé le matin, quoi C'est un fait consigné et authentique que même s'il n'était pas à l'époque, il n'a même pas été mis au courant. rêve, sud il était assez clair comme un flas "La solution au problème, qu'il avait abandonnée comme étant insoluble dans une frustration" (Karambelkar 1987, p. 340).

Le processus de cognition décrit a un schéma typique:

"Si nous prenons en compte les faits et la séquence des événements, l'un des problèmes d'un problème de droit commun" Après un long effort mental, il donna l'essai et dit qu'il était arrivé à la fin de sa vie. À un moment d'absence totale d'effort, la solution, comme si, avait explosé dans son esprit "(ibid., P. 337).

Considérées du point de vue de la concentration, les lois suivantes sont évidentes:

• Développer un intérêt intense pour un objet, rechercher la connaissance (Abhyasa), retirer la perception des autres objets (Pratyahara).

• Alignement de la conscience sur l'objet, compréhension mentale de l'objet sous toutes ses facettes (Dharana).

• Présence exclusive de l'objet dans la conscience (Dhyana).

• Libérer comme intermédiaire (Vairagya).

• connaissance intuitive par l'inspiration soudaine (samadhi).

L'exemple ci-dessus montre à nouveau la présence du "facteur actif" - un effort permanent - et du "facteur passif" - une attitude intérieure réceptive (voir 2.1.3.1.9, tableau 9).

Dans ce contexte, il est important de noter que le samadhi est également un processus processionnel qui différencie Patanjali en fonction de différents niveaux. Le processus samadhi mentionné ci-dessus correspond à un niveau inférieur car il s'agit d'un état limité dans le temps suivi d'un repli sur des états mentaux plus profanes. D'autres étapes de développement sont possibles et concernent l'étendue temporelle de cette constitution mentale jusqu'à son établissement permanent. Cet état finalement possible est désigné dans le Yoga Sutra par 'Nirbija Samadhi' et traduit en allemand par 'nage sans germes' (voir Deshpande 1985, p.

Naranjo / Ornstein (1988) illustrent le fait que ce processus peut se dérouler sans connaissances du yoga et que la philosophie du yoga ne fournit en fin de compte qu'une analyse de ce processus.

"La concentration complète, le fait de tourner notre attention vers quelque chose, atteint un point où nous devenons, dans une certaine mesure, une réceptivité pure remplie par l'objet: ce n'est pas un écran ou un esprit sur lequel l'objet est représenté, ni un" je " mais en tant que non-entité qui est remplie de contemplation, seul l'objet existe et est perçu psychiquement de l'intérieur, il ne doit pas nécessairement être une expérience que l'on réalise par la méditation. "

(Naranjo / Ornstein 1988, p. 32).

La submersion concentrique est une compétence qui peut être entraînée et qui n'a rien de mystérieux. Ornstein le décrit comme "une affaire de psychologie appliquée pratiquement" (Naranjo / Ornstein 1988, p. 156).

La concentration se développe par l'orientation mentale vers un objet. Ce qui est difficile au début - rester concentré sur un objet - devient plus facile avec une pratique croissante (Abhyasa). Par conséquent, le temps nécessaire pour atteindre les différents niveaux de concentration (Dharana, Dhyana, Samadhi) est de plus en plus court, jusqu'à ce qu'ils se fondent en douceur.

2.1.3.1.12 Concentration et comportement social

Frapper les sutras du yoga met fortement l'accent sur les principes éthiques. La réglementation du comportement et de l'emploi est mentionnée en premier lieu dans le chemin à quatre pattes de Patanjali, ce qui leur donne le statut de condition préalable au développement de la concentration. Puisque la concentration en elle-même est un processus sans valeur et que Patanjali ne justifie pas son approche, ce qui est reflété dans le commentaire, la question de savoir pourquoi.

Bretz (2001) s'oppose au concept d'action qui entraîne inévitablement l'homme dans les conséquences de ses propres actions (YS II: 14). L'attitude intérieure recommandée par Patanjali crée un environnement sain pour le développement spirituel. En cas de comportement opposé, la personne est confrontée à des conflits qui lient son attention.

Karambelkar (1987, p. 165 et suiv.) Considère les règles de comportement comme un mécanisme de sauvegarde qui empêche les personnes de développer des traits étranges et solitaires dans le développement du yoga par le biais d'une réflexion constante sur l'environnement social environnant. Un autre point de vue il mentionne à propos des mémoires stockées qui se produisent dès que l'esprit se tourne vers l'intérieur. La méditation sert de stimulant pour ramener en mémoire les impressions stockées. Au cours de ce processus, les souvenirs déplaisants sont d'abord repoussés dans la conscience, ce qui peut permettre d'éviter une perception dirigée vers l'intérieur (ibid., P. 45 et suiv.). Une orientation vers des formes d'évitement éprouvées aide à éviter les impressions désagréables.

Dans ce contexte, d'autres aspects sont intéressants.

Premièrement, la concentration est une compétence qui peut être utilisée à n'importe quelle fin (YS III: 34, 37) et que n'importe qui peut développer par le biais de l'exercice. La propension de Patanjali à l'attitude sociale et à la compassion recommandée constitue une protection importante contre les abus.

Il faut également tenir compte de l'expérience d'un effet purifiant de l'expérience de la complétude connue des praticiens: ceux qui ont trouvé le contact avec leur propre centre se sentent intérieurement équilibrés et se comportent donc de manière pacifique. Grâce à une expérience de contact avec le centre, il y a une amélioration de la qualité au niveau du comportement social (Yama) et de l'attitude intérieure (Niyama).

2.1.3.1.13 objets de concentration

Le Yoga Sutra ne limite pas les objets pour la concentration. La concentration peut fondamentalement se concentrer sur tout et conduit finalement à un gain de connaissance sur l'objet choisi (YS I: 43). Patanjali nomme différentes zones adaptées au processus de concentration (samyama). Dans le contexte de l'école sont intéressantes: connaissances historiques et futures (YS III: 16), acquisition du langage (YS III: 17), qualités positives telles que l'amour et la compassion (YS III: 23) et du courage et de la force (YS III: 24).

Karambelkar (1987) souligne que l'objet choisi (Visaya) ne devrait pas avoir un caractère profane. Il est également important qu'il reste une référence pour la concentration sur une longue période. De plus, il devrait s'agir d'un objet permettant au praticien de diriger sa conscience sans effort. Tous les objets qui ont un attrait naturel pour le praticien (voir Karambelkar 1987, p.

2.1.3.1.14 Considération sommaire

Les caractéristiques suivantes caractérisent le concept de concentration à Patanjali:

concentration

• est un processus en trois étapes (Samyama = Dharana - Dhyana - Samadhi);

• a des dimensions temporelles différentes (Vikshipta à Ekagrata);

• donne un résultat opportun sous forme d'acquisition de connaissances (niveaux inférieurs de samadhi);

• peut servir d'instrument sans but pour une libération complète du conditionnement (niveaux supérieurs de Samadhi, YS III: 50);

• est holistique (Yama - Niyama - Asana - Pranayama - Pratyahara);

• est une capacité pouvant être entraînée (Abhyasa);

• devrait s'étendre à tous les domaines de la vie (Yama, Niyama, Asana, Pranayama);

• a une dimension externe (Bahiranga Yoga) et une dimension intérieure (Antaranga Yoga);

• mène finalement à la suppression des limitations intellectuelles (samadhi);

• est une relation de cause à effet avec le rayonnement dans les deux sens (- Yama - Niyama - Asana - Pranayama - Pratyahara - Dharana - Dhayana - Samadhi -);

• a une dimension éthique (Yama, Niyama);

• a une dimension physique (asana);

• a une dimension énergétique (pranayama).

Les hypothèses suivantes sont formulées pour une théorie de la concentration à Patanjali qui sera développée dans des travaux ultérieurs:

• Patanjali formule une théorie complète de la concentration qui, dans son approche holistique, cite plusieurs niveaux d'entraînement à la concentration et démontre une dimension au-delà du niveau de l'esprit, va bien au-delà des concepts discutés en Occident en ce qui concerne la concentration.

• La concentration n'est pas une fin en soi pour Patanjali mais un moyen de transformer la personnalité au service du social. La capacité de concentration toujours meilleure, qui découle inévitablement de l'exercice, est considérée comme un élément concomitant, qui devrait être utilisé pour faire apparaître la personne totalement éthique et pensante. Le comportement social (Yama) est le début et la fin du développement du yoga.

• L'expérience de contact avec le centre (samadhi) conduit à une amélioration de la qualité au niveau des attitudes intérieures (Niyama) et du comportement social (Yama), ce qui se manifeste sous la forme d'harmonie intérieure et de paix avec soi-même. La stabilité de cette condition dépend de la capacité à rester en contact avec le centre.

• Les processus de transformation sur un extérieur (Bahiranga Yoga = Yama, Niyama, Asana, Pranayama, Pratyahara) et sur un plan intérieur (Antaranga Yoga = Dharana, Dhyana).

, Samadhi) nécessitent une performance de concentration durable, ininterrompue et complète. Le yoga est donc une discipline qui s'étend à tous les domaines de la vie.

• Cette différenciation entre un niveau extérieur (Bahiranga Yoga) et un niveau intérieur (Antaranga Yoga) est similaire aux concepts d'attention et de concentration discutés en Occident. Selon une différenciation en fonction de ces catégories, l'attention serait concentrée sur le niveau de Bahiranga et la concentration sur le niveau d'Antaranga.

• La concentration est un concept cohérent à Patanjali, avec des équivalents à différents niveaux, chacun étant nommé au plus haut niveau:

Sattva pour le niveau matériel;

Yama pour comportement social;

Niyama pour l'attitude intérieure;

Asana pour le corps;

Pranayama pour le souffle;

Pratyahara pour la perception sensorielle;

Dharana, Dhyana et Samadhi pour le mental;

Nirbija Samadhi pour le potentiel humain le plus élevé.

2.1.3.2 Méthodes orientées sur le corps

Le point de départ énergétique, qui est déjà visible à Patanjali en liaison avec les Trigunas, forme un foyer prononcé des parcours d'exercice orientés vers le corps du yoga, qui sont résumés sous le terme «Hatha Yoga». 'Hatha' est composé des syllabes 'Ha' et 'Tha', qui représentent le soleil et la lune et désignent sous la forme composite l'harmonisation de deux opposés. L'objectif est un état physique et mental équilibré.

Le hatha yoga s'intéresse principalement aux étapes trois (asana) et quatre (pranayama) du Sentier des huit vers Patanjali (voir 2.1.3.1.10). Physiquement, le Hatha Yoga concerne la santé physique, la concentration mentale.

Beaucoup des méthodes utilisées ont une caractéristique commune: elles peuvent produire de la concentration en influençant la respiration. Cela induit des conditions physiologiques typiques de l'état concentré.

Hatha Pradipika (Digambarji / Kokaje 1970) met en lumière le lien supposé de Patanjali entre respiration et concentration:

"Notre souffle est lent, l'esprit reste instable; quand il s'arrête, l'esprit s'immobilise et le yogi atteint une immobilité totale. Il faut retenir son souffle" (HP II: 2).

"Tout ce qui contrôle Prana1 contrôle son esprit et tout ce qui contrôle Prana" (HP IV: 21).

"Où que ce soit, l'esprit fusionne le Prana" (HP IV: 23).

Ils sont interdépendants "Chaque fois que le Prana est actif, il y a une activité mentale" (HP IV: 24).

Quand l'un agit l'autre agit ainsi "(HP IV: 25).

En Hatha Yoga, l'introduction à la pratique a lieu au niveau du corps. Mais bien que le travail sur le corps soit le point de départ, le but réel, comme dans le yoga classique de Patanjali, est le développement de la concentration la plus élevée possible et de l'expérience de la réalité (samadhi). Svatmarama, l'auteur de Hatha Pradipika, précise que le Hatha Yoga n'est pratiqué que dans la perspective du Raja Yoga (HP I: 2, IV: 103), qu'il pratique avec Samadhi (HP IV 3-4). égalise.

2.1.3.2.1 asanas

Parmi la multitude de postures qu'une personne peut prendre, les textes de base sur le Hatha Yoga mettent l'accent sur celles qui favorisent la concentration. La priorité la plus élevée est donnée au niveau de concentration le plus élevé possible (HP I: 34, 38, 39, 40).

Kuvalayananda (1982) différencie les asanas d'un point de vue fonctionnel lors d'exercices de développement du corps et de développement de l'esprit.

L'objectif des asanas qui cultivent le corps est d'établir un équilibre physiologique entre les différents systèmes du corps. Ce type d'exercice est pour la santé. Outre une augmentation générale de la motricité, les effets positifs incluent le système des glandes endocrines, le système digestif, le système nerveux et le système cardiovasculaire. Les effets favorables à la santé ont entre-temps été bien documentés et corroborés par les résultats (voir article 1998, p. 67 et suiv., Ebert 1986).

Les asanas cultivant l'esprit sont des postures. Son but est de fournir une posture confortable et droite pour une immersion concentrative (Samyama = Dharana - Dhyana - Samadhi), qui peut être prise pendant une longue période. Debout signifie que, en plus des deux lordoses naturelles, il n'ya plus de flexion de la colonne vertébrale. L'objectif est d'éliminer les troubles physiques de l'activité mentale pour permettre une concentration non perturbée. Les caractéristiques physiologiques de la posture sont le ralentissement de l'activité pulmonaire et cardiaque causée par une activité respiratoire réduite. Ces effets secondaires typiques de la méditation assise pourraient également être vérifiés de différentes manières (voir Engel 1999, p.201 f) 1.

2.1.3.2.2 pranayama

Le terme «pranayama» dans Hatha Yoga désigne des techniques permettant de contrôler le processus de respiration dans le but d'obtenir une qualité de respiration augmentant la concentration. Cela correspond à la "Gativiccheda" caractérisée par Patanjali (YS II: 49) comme "une pause dans le rythme d'inspiration et d'expiration" et est désignée dans le Hatha Yoga par "Kumbhaka".

Le processus respiratoire est divisé en trois phases: expiration (Rechaka), inhalation (Puraka) et respiration (Kumbhaka) (HP I: 71). Les techniques de pranayama poursuivent l'objectif d'élargir progressivement la phase de maintien de l'haleine (Kumbhaka) afin de créer les conditions d'une concentration au niveau physiologique. Les différentes phases de la submersion concentrique (Dharana - Dhyana - Samadhi) correspondent aux intensités du Kumbhaka, chaque étape correspondant à un intervalle plus long d'observance respiratoire (voir Avalon 1982, p.

L'attitude de respiration (Kumbhaka) peut avoir différentes qualités. Cela commence par une brève suspension de la respiration, qui se produit spontanément et inconsciemment, par exemple lorsque vous vous concentrez sur un sujet. La plus haute forme de rétention de souffle s'appelle Kevala Kumbhaka. Kevala Kumbhaka est l'équivalent pour la concentration dans sa forme complètement développée (samadhi) sur un plan physiologique (HP II: 74, IV: 112).

La technique de maintien de la respiration est également connue dans d'autres systèmes d'exercices, par exemple dans le taoïsme en Chine (voir Eliade 1985, p. 298) ou dans le tibétain Yantra Yoga (voir Norbu 1988), une forme de yoga qui passe successivement par un système bien défini. Les mouvements physiques, associés à la respiration, développent la capacité de retenir la respiration et continuent à se développer.

Il est maintenant possible de recourir à des recherches scientifiques approfondies qui éclairent les processus physiologiques au cours de la conservation de l'haleine (Kumbhaka) (voir Karambelkar 1987, p.291, M.L. Gharote 1990 a, p. Engel (1999) fait référence à plus de 40 études empiriques résumées en 1988 par Murphey et Donovan, qui montrent une réduction de l'activité respiratoire pendant la méditation (voir Engel 1999, p.

2.1.3.3 Conditions requises pour la réussite de la formation

Dans les Écritures étudiées ici sur le yoga et le hatha yoga - yoga Sutra (YS), Hatha Pradipika (HP) et Yoga Rahasya (YR) - sont nommés comme les différents facteurs qui influencent le succès de la pratique, mesurés par le but de la plus haute concentration possible (samadhi). Cela donne l'image d'une structure conditionnelle complexe qui déploie sa signification grâce à une analyse minutieuse du cas individuel.

professeur

Un rôle décisif est attribué à l'enseignant (HP I: 14, YR I: 26). Selon Nathyamuni, enseigner à un enseignant insuffisamment qualifié échoue (YR VII: 25) et peut même provoquer une maladie (YR VII: 38). L'enseignant doit avoir une connaissance complète des exercices et de leurs variantes, afin de pouvoir choisir les exercices qui conviennent et les guider correctement (YR I: 32). Il doit pratiquer régulièrement et maîtriser les exercices avant de les transmettre aux étudiants. Il est également important qu'il puisse bien évaluer les élèves et la situation de l'enseignement:

"Avant que le yoga ne soit enseigné, l'enseignant doit tenir compte du temps, de l'environnement, de l'âge, de la nature des emplois, de l'énergie et du courage de la personne, ainsi que de son pouvoir de compréhension" (YR I: 30).

étudiant

Les exigences personnelles de l'étudiant ont également un impact sur le rythme des progrès. Les éléments suivants sont énoncés: conviction profonde du succès, énergie suffisante, capacité intellectuelle à comprendre l'absorption concentrative (samyama) et mémoire (YS I: 20) (voir Karambelkar 1987, p.

Selon Patanjali, les exercices doivent être poursuivis pendant une longue période de manière dédiée et ininterrompue (YS I: 14). Une influence a aussi l'intensité du comportement à l'exercice (YS I: 21). En raison d'une intensité faible, moyenne ou élevée, il existe des différences dans la capacité de concentration (YS I: 22) (voir Deshpande, 1985, p. 41 et suiv.).

De plus, des obstacles peuvent influencer: la maladie, l'indifférence, le doute, l'insouciance, la paresse, l'attachement aux choses, la tromperie, l'incapacité de se concentrer et l'agitation mentale (YS I: 30).

Le Hatha Pradipika appelle comme condition préalable au succès de la pratique: effort, courage, persévérance, compréhension correcte, prédisposition et retrait (HP I: 16).

alentours

Un aspect environnemental souligne le Hatha Pradipika. Comme environnement de pratique approprié, un espace sans problème, propre et bien ventilé dans un environnement paisible est recommandé (HP: 12).

2.1.3.4 publics

Dans le Hatha Pradipika, il est souligné que les exercices conviennent également à tous les groupes d'âge et peuvent également être pratiqués par des personnes malades ou faibles (HP 1:64).

Il y a des limites à choisir des exercices appropriés pour le groupe cible correspondant. Tous les exercices ne conviennent pas également à tout le monde, car les corps ont des conditions préalables différentes (YR I: 31).

2.1.4 Développement de la recherche sur le yoga

Pratap (1971) divise la recherche sur le yoga en une phase spéculative précoce remontant à la fin du XIXe siècle et une période expérimentale ultérieure. Dans la première phase, qu'il associe à des noms tels que Vivekananda (1983) ou Avalon (1982), l'objectif principal était d'élucider la signification scientifique du yoga par rapport à diverses sciences telles que l'anatomie, la physiologie ou la psychologie. L'importance des études comparatives de cette période incite Pratap à montrer avant tout les possibilités d'influence des exercices de yoga sur le système nerveux autonome.

La recherche expérimentale sur le yoga a débuté par un essai de l'Institut Kaivalyadhama en 1920, qui a démontré l'efficacité des pratiques de yoga 'Uddiyana' et 'Nauli' avec des méthodes de mesure physiologiques (manomètres et rayons X):

"Swami Kuvalayananda a donné à Uddiyana Bandha et à Nauli le nom de" pression subhumaine dans les diverses cavités "dans une série d'expériences menées dans les années 1920, sous le nom de" Madhavadas Vacuum "et ont été confirmés ultérieurement par d'autres études du laboratoire de Kaivalyadhama "(ML Gharote 1991, p. 59).

Selon M. L. Gharote (1991), il n'existait aucune activité de recherche significative en dehors de l'Institut Kaivalyadhama dirigée par Kuvalayananda jusqu'en 1950, à l'exception de deux études menées par des chercheurs occidentaux[1] sur les modifications de l'ECG (ECG) après des exercices de yoga (ibid., P. 59). Wenger et Bagchi, qui ont voyagé en Inde en 1956 et cinq ans plus tard, étudièrent les praticiens de longue date pour explorer les possibilités de la recherche en psychologie et en électrophysiologie (ibid., P. 61).

M. L. Gharote (1991, p. 59) estime les publications scientifiques sur le yoga disponibles jusqu'en 1991 à un peu moins de 1 000. 50% des publications proviennent d'Inde, 50% d'autres pays. Huit ans plus tard, Unger (1999, p. 16) analyse la situation de la recherche sur le yoga et parle déjà plusieurs milliers de notices bibliographiques d'articles scientifiques sur le yoga, dont environ 1 300 font référence aux domaines psychothérapeutique et psychologique.

En Allemagne, à part quelques études théologiques et médico-thérapeutiques, l'intérêt pour la recherche sur le yoga s'est développé à la fin des années soixante-dix (voir Fuchs 1990, p.

La recherche sur le yoga peut être divisée en recherche fondamentale et appliquée, comme détaillé ci-dessous.

2.1.4.1 Recherche fondamentale

La recherche fondamentale comprend la rédaction de textes théoriques sur le yoga, tels que les éditions critiques de textes importants préparés avec le soutien du gouvernement indien. En premier lieu, le Hatha Pradipika (Digambarji / Kokaje 1970) et le Gheranda Samhita (Digambarji / M. L. Gharote 1997) 1. Un autre domaine de recherche fondamentale est la collecte de faits sur les effets psychophysiques des techniques de yoga qui se produisent pendant ou à la suite de la pratique. L'objectif principal ici est d'obtenir des résultats prévisibles sur l'utilisation de techniques de yoga (asanas, pranayamas, bhandas, mudras, kriyas) et de diverses formes de méditation.

La contribution de l'Allemagne à la recherche physiologique fondamentale a été principalement apportée par Ebert (1986). Les résultats de ses recherches sur les effets des exercices de yoga se résument comme suit:

"D'un point de vue physiologique, le processus de pratique du yoga est une mise à jour fonctionnelle psychosomatique: l'attention portée au présent, l'attitude concentrative à la sortie réelle, la désautomatisation délibérée de tels processus, qui peut aussi être automatique (posture, respiration) ..., la pratique du psychosomatique Intégration ... Les processus d'adaptation à long terme ... peuvent être compris comme la recherche d'un état d'homéostasie optimal ..., car il en résulte avant tout une susceptibilité réduite à tous les types de troubles. D'un point de vue psychologique, les exercices de yoga fonctionnent la personnalité trépidante, non focalisée, qui est liée à de nombreuses contraintes extérieures ... Du point de vue de la physiologie, la pratique du yoga peut donc être recommandée pour une utilisation en physiothérapie et psychothérapie ou comme méthode de physiothérapie et de psycho-hygiène. "(Ebert 1986 , P. 136 f).

Dans les années 1990, Ebert dirigea des mémoires de médecine de Bruns et Kühnemann, qui vérifiaient les résultats essentiels de ses recherches. Bruns (1997) a pu confirmer les effets clairement positifs du hatha yoga sur la perception de la force et sur la concentration des praticiens (voir Fuchs 2000).

Kühnemann (1998) a vérifié la diminution notée du tonus musculaire au repos résultant de l'entraînement au yoga. Il a été démontré qu'une formation de yoga de 6 mois avec les exercices de pranayama Kapalabhati, Ujjay et Surya Bhedana réduit de manière significative le tonus musculaire au repos. L'effet prouvé du tempo respiratoire et de la profondeur de la respiration sur le tonus musculaire est interprété en termes d'effet de couplage nerveux central entre la respiration et la fonction motrice, ce qui fournit une explication plausible de l'effet relaxant des thérapies respiratoires (voir Ebert / Kühnemann 2001).

Engel (2000) a étudié les effets à long terme des pratiques méditatives. Sous sa direction, le plus grand projet de recherche jamais réalisé sur la méditation en Allemagne a été mené: le "réseau de recherche sur la méditation". Il s'agit d'une étude de terrain à long terme portant sur 1550 méditants de huit disciplines méditatives différentes (zen, Vipassana, yoga et autres procédures) ayant plus de 10 ans d'expérience sur le terrain au moment de l'étude. En conséquence, une expérience similaire pourrait être trouvée dans des directions différentes. Il a également été souligné que la méditation ne conduit pas principalement à une amélioration de la santé, mais poursuit son propre chemin. Le but de ses efforts de recherche est résumé par Engel comme suit:

"S'il existe un centre, un centre de l'être humain - diversement nommé: atman, le vrai soi, la nature de Bouddha - et parle beaucoup de l'existence d'un tel centre de l'homme, alors l'une des tâches les plus importantes du Dans un proche avenir, les sciences humaines seront associées à l'élaboration de moyens et d'étapes (stades, étapes) pour atteindre cet objectif: quoi, pour qui, dans quelle mesure la question doit-elle être posée et répondue étape par étape "(Engel 2000, p.

Le travail d'Engel se reflète déjà dans les recherches ultérieures. Ott (2000) a présenté un premier résultat, qui étudie les modifications de l'activité de l'EEG lors d'une méditation profonde dans une thèse. La contribution de ces travaux aux recherches ultérieures consiste notamment à élaborer des principes méthodologiques pour la recherche d'événements méditatifs.

2.1.4.2 Recherche appliquée

La recherche appliquée est basée sur f) observe les faits de la recherche fondamentale et examine l'utilité des principes dans une situation donnée, ce qui permet d'atteindre le résultat souhaité. Les domaines de recherche sont les aspects préventifs, thérapeutiques ou stabilisants de la santé et du bien-être psychomental.

Au début de la recherche en yoga appliqué, les effets de la série de yoga sur le traitement de maladies psychosomatiques telles que l'hypertension, l'asthme, le diabète, les maux de tête et la gastrite ont été principalement étudiés. Plus récemment, les effets psychologiques, émotionnels et cognitifs ont été analysés de plus en plus.

La recherche appliquée en Allemagne a été principalement réalisée dans le cadre de thèses universitaires de différentes disciplines. En 1982, par exemple, Schilpp a étudié les changements psychologiques et physiques à travers le Hatha Yoga dans le cadre d'une thèse de diplôme en psychologie à l'Université de Hambourg. Dans une étude empirique, 40 sujets de trois groupes de yoga différents ont été interrogés sur les changements de leur constitution mentale et physique. En raison des possibilités physiques et émotionnelles positives du changement par le biais du hatha yoga, l'auteur recommande des cours de yoga pour des institutions telles que les écoles, les lieux de réunion publics, les maisons ou les cliniques (voir Fuchs 1990, p.

La première collaboration de recherche avec des organismes publics s'est déroulée de 1993 à 1995 sous la direction de Martina Bley à Berlin. Le département de médecine naturelle de l'Université libre de Berlin, l'hôpital universitaire de Steglitz, le Barmer Ersatzkasse Berlin et le centre de santé de la Betriebskrankenkasse Berlin ont coopéré. Les cours de yoga étaient dirigés par trois spécialistes de l'Institut indien Kaivalyadhama, spécialisés en médecine, psychologie et physiologie.

Le projet s'est concentré sur les effets du Hatha Yoga sur les troubles du sommeil, le syndrome des maux de tête chroniques, l'hypertension et le syndrome lombaire chronique. Au total, 274 personnes ont été examinées sur une période de 18 mois. La conception de la recherche comprenait des examens de spécialistes, des paramètres physiologiques tels que l'ECG, la pression artérielle et la résistance de la peau, une batterie de tests psychologiques avec 5 questionnaires standardisés et huit questionnaires portant sur des projets et des symptômes spécifiques.

Les sujets ont assisté à des cours de yoga, dont certains dirigés par des médecins et des psychologues indiens.

En conséquence, plus de quatre-vingt-cinq pour cent des praticiens du yoga souffrant d'hypertension et de douleurs dorsales ont déclaré après six mois que leur état général s'était amélioré. Après dix-huit mois, il était d'environ 50% dans tous les tableaux cliniques et même de 100% chez les patients souffrant de douleurs dorsales1.

La thèse de Kühn (1996) était intégrée au projet dans son ensemble. Elle a examiné 52 sujets souffrant de lombalgie (21 dans un groupe témoin) et 34 sujets souffrant d'hypertension (15 dans le groupe témoin). Une réduction significative de l'intensité et de la durée de la douleur était déjà évidente après quatre semaines de pratique du yoga, qui était détectable même après quatre mois de pratique du yoga (voir Fuchs, 2000), aucun changement statistiquement détectable n'ayant été décelé dans le groupe témoin. Chez les patients hypertendus, une amélioration significative a également été constatée.

2.1.4.3 Etat de la recherche sur le yoga chez les enfants

2.1.4.3.1 Recherche pédagogique

En matière de recherche pédagogique, les programmes de formation de yoga dans les écoles n'ont jusqu'à présent été évalués que dans le cadre des épreuves des examens d'État, des thèses finales des programmes de troisième cycle et des thèses de diplômes pédagogiques. Un contenu cohérent est une évaluation positive du yoga, mais en raison des méthodes et des méthodes de recherche choisies, ces travaux ne permettent que des déclarations très générales sur les effets du yoga. Leur signification réside avant tout dans la démonstration de la satisfaction des praticiens dans les domaines de travail pédagogiques avec les méthodes du yoga.

Résultats du travail avec des enfants handicapés

Saßmann (1985) a organisé une formation de yoga sur trois mois une fois par semaine pendant une heure et demie avec six écoliers handicapés mentaux âgés de 10 à 14 ans. Les diagnostics des enfants concernés étaient l'irisomie chromosomique, l'épilepsie, des lésions cérébrales avec retard mental dans le domaine de l'imbécillité et des lésions cérébrales avec tétraparèse. La capacité de concentration de tous les enfants était peu développée. Le but de la formation est de surmonter les sentiments d'anxiété et d'infériorité, de stabiliser l'estime de soi, de renforcer la persévérance, la détermination, la patience et la capacité de concentration. L'auteur décrit la réaction à un programme de formation détaillé comme suit:

"Les changements dans le comportement des étudiants ayant une déficience intellectuelle au cours de la réunion sont certainement certains non seulement en raison de l'efficacité du hatha yoga, mais également du processus d'interaction entre le «contenu des leçons», les participants et leurs expériences (avec eux-mêmes comme avec les événements). Les interprètes ont montré une capacité croissante avec le temps à se livrer à une telle éventualité. Leur persévérance, leur attention aux explications développées. À la fin de la série de leçons ... on pourrait établir la capacité de résistance dans un certain asana "(Saßmann 1985, p. 64).

Saßmann mentionne une transformation observable subjectivement chez les praticiens dans le domaine personnel et social après seulement une courte période de formation qu'ils ne précisent pas (Saßmann 1985, p. 73).

Winkler (1993) a étudié les effets du yoga sur les enfants handicapés comportementaux et mentaux dans une thèse de diplôme en pédagogie. Entre autres choses, elle fonde ses déclarations sur une évaluation, à l'aide d'un questionnaire, des expériences de quatre enseignantes dans la pratique du yoga chez seize enfants et adolescents de cinq à seize ans. Les enfants pratiquaient le yoga une fois par semaine pendant une période allant de quelques semaines à un an. La durée variait entre dix et soixante minutes. Comme changements survenus sont décrits:

"Le point de départ physique s'est amélioré chez tous les enfants ... L'équilibre était également plus facile à maintenir. La respiration est devenue plus profonde et plus complète psychologiquement, de nombreux étudiants se sont développés de manière positive, un seul enseignant n'a observé aucun effet mental ni mental." ont signalé un meilleur équilibre, certains ont fait preuve de plus de patience et de concentration ... Il y avait aussi des changements positifs sur le plan mental, tous les enfants semblant plus concentrés, moins distraits ... Deux enseignants ont mentionné que la vigilance globale avait considérablement augmenté Les résultats se reflèteront probablement également dans la classe, ce qui facilitera la concentration des enfants là-bas »(Winkler 1993, p. 154 f).

En outre, Winkler a évalué d'autres expériences: avec un programme de formation séparé avec six garçons comportementaux et des expériences de yoga lors d'un stage de quatre semaines dans une école d'apprentissage handicapé, expériences d'une semaine de projet dans la même école avec quatorze filles pratiquant le yoga quotidiennement. En conclusion, elle déclare:

"Par-dessus tout, la valeur du yoga éducatif spécial est que c'est une méthode qui permet à presque chaque enfant d'être accepté dans sa particularité et promu selon des objectifs communs ... En raison des effets du yoga, qui est lui-même Dans les expériences présentées ici, le yoga me semble être un remède pédagogique approprié. Les effets corporels représentent un soin et une augmentation de la fonctionnalité du corps, dont la condition a toujours un effet sur l'esprit et le psychisme de l'enfant. Une meilleure circulation ou une meilleure relaxation du corps sont également des aides à la routine quotidienne de la classe, car elles facilitent la concentration de l'enfant et lui permettent de faire face aux conflits émergents avec plus de calme ... Le plus grand équilibre et la confiance en soi (peuvent) aussi être relaxants et clarifiants sur le climat social dans la classe et dans l'autre monde de la vie Enfant "(Winkler 1993, p. 184 f).

Kömhoff (1995) a examiné les effets d'une promotion scolaire avec le yoga sur la capacité de concentration des élèves ayant des difficultés d'apprentissage. En tant qu'outil de recherche, il a utilisé un ensemble de critères d'attention et de concentration, basés sur un livre d'observation sur le comportement de la classe en relation avec un comportement concentré et non ciblé. Des critères ont également été formulés pour évaluer le comportement concentré au cours de l'exercice. Par exemple, l'apprentissage de l'attitude d'équilibre statique «arbre» ??1 a été considéré comme une caractéristique de la concentration. La formation s'est déroulée sur sept semaines avec sept écoliers âgés de 6 à 8 ans qui ont suivi un programme de yoga quotidien d'une demi-heure suivi d'une profonde relaxation quatre jours par semaine. Parallèlement, douze élèves âgés de 16 à 18 ans ont été enseignés au cours de la même période, mais seulement deux fois par semaine pendant 45 minutes. Dans l'ensemble, l'entraînement a amélioré la capacité de maintenir l'équilibre de la posture de l'arbre dans les deux groupes, ce qui suggère une amélioration de la performance de la concentration. Dans la classe d'entrée:

"Les deux étudiants concentrés ont pu tenir l'arbre (sur un pied) aussi longtemps qu'ils voulaient, pendant plus d'une minute, et les autres ont progressé, se sont exercés encore et encore, et enfin, pendant une courte période (un ou deux respirations, parfois à bout de souffle).

déjà cinq à dix) gardez l'arbre seul. En outre, tous les enfants pratiquaient volontairement l'arbre à la maison "(Kömhoff 1995, p. 110).

Dans l'ensemble, la capacité de maintenir l'équilibre dans l'élevage des arbres s'est également améliorée chez les enfants plus âgés.

"Au fur et à mesure que la sécurité et la durée des postures augmentent, le rapport entre les résultats d'apprentissage et les performances initiales est moins prononcé que celui des étudiants plus jeunes. Pourtant, la plupart des étudiants pratiquant le yoga ont appris à garder les arbres pendant des périodes de plus en plus longues. Pour garder le temps "(Kömhoff 1995, p. 110).

Même si l'observation en classe des élèves plus âgés après la formation s'est révélée difficile en raison des conditions de l'école, les résultats indiquent une amélioration de la concentration et pourraient être confirmés par des entretiens avec des enseignants.

Résultats d'une formation comportementale

Dans le cadre d'une thèse dans le domaine de l'éducation à la santé à l'Université des sciences appliquées de Munich, Kragh (1994) a évalué un programme de formation au yoga qu'elle a mené pendant sept mois dans une école secondaire pour le soutien linguistique individuel. Les enfants de la classe étudiée de six filles et huit garçons âgés de 12 à 14 ans avaient une intelligence normale, mais avaient des problèmes sur le plan linguistique tels que bégaiement, grondement, congestion nasale, balbutiements, dysgrammatisme et dyslexie. En tant que troubles supplémentaires, de nombreux enfants présentaient des faiblesses significatives en termes de motricité fine et globale et en termes de capacité de concentration et de communication. La situation sociale dans la classe au début du programme de formation était caractérisée par une situation rigide qui devrait être changée. Certains enfants occupaient des postes extérieurs, d'autres des «rôles vedettes».

Pour saisir la situation initiale, un sociogramme a été créé, demandant aux enfants avec qui ils aimeraient s'asseoir et à qui ils ne veulent certainement pas. Les résultats ont montré une distribution vocale fortement polarisée. Les voix négatives sont souvent tombées sur trois enfants, les voix positives sur deux enfants, les autres enfants ont reçu peu ou pas d'attention.

Afin d'obtenir plus d'informations sur la situation sociale dans la classe, une évaluation individuelle et étrangère sur des images d'animaux a été réalisée. Ce faisant, les enfants se sont identifiés avec des animaux ou ont été identifiés par d'autres. Les groupes d'animaux présentaient les caractéristiques suivantes: gros et dangereux, petit et dangereux, grand et sans danger, petit et sans danger, méchant, stupide. Comme pour le sociogramme, des préférences claires sont apparues. Les étrangers recevaient des tas d'aliments pour animaux de groupes d'animaux dégoûtants et stupides, les enfants exposés du groupe d'animaux de grande taille et dangereux. En outre, il existait des structures de sympathie et de pouvoir. Par exemple, un enfant étranger avec l'animal désiré a reçu le mot "tigre" en tant qu'évaluation d'un étranger, "sanglier", "phacochère", "skunk", "âne", "cochon" et "truie".

Dans le programme de formation, des exercices de contact et de communication accrus ont été ajoutés. En outre, un autre accent est mis sur le yoga dans les cours d'allemand.

Un deuxième sociogramme a été réalisé après sept mois de voyage scolaire. Il s'est avéré qu'il avait réussi à améliorer la position des outsiders. Même les positions extrêmes des étoiles s'étaient effondrées. Globalement, l'image de la situation de la classe semblait plus vivante. La division en images d'animaux a montré des changements. Les personnes extérieures ne se voyaient plus assigner que des groupes d'animaux dégoûtants et stupides, mais aussi d'autres groupes. Les représentants exposés ont également reçu des affectations d'autres groupes d'animaux et n'étaient plus identifiés uniquement aux animaux de grande taille et dangereux. À la fin de la formation, pas un seul enfant n'a reçu que des affectations d'animaux des deux groupes d'animaux dégoûtants et stupides. La plupart ont reçu des animaux mixtes de différentes régions:

"Cela indique que les élèves ne se sentent plus exclusivement dans certains rôles et dans certaines positions, mais peuvent percevoir les facettes les plus diverses d'une personne" (Kragh 1994, p. 87).

Les réponses au programme d'exercices allaient de l'approbation enthousiaste au rejet rigoureux. Les enfants qui étaient à l'aise avec les exercices physiques et qui s'intéressaient aux problèmes sociaux ont réagi avec approbation. Une forte résistance a été observée chez les enfants ayant un excès de poids et chez les enfants plus lourds.

Un effet sur le comportement scolaire a généralement été constaté:

"Selon les observations de l'enseignant, des changements significatifs ont été apportés à de nombreux étudiants, des L'agilité, la capacité à se concentrer, à se calmer et à réfléchir "(ibid., P. 87).

Evaluations des pays voisins

En Suisse, dans le cadre du cours de troisième cycle en promotion de la santé, des évaluations de l'impact des cours de yoga avec les enfants ont eu lieu.

Stadler (1999) a mené une étude longitudinale d'un programme d'intervention de yoga d'une durée de trois mois dans une classe comptant en moyenne 24 écoliers de 14 ans. Les résultats ont été déterminés à l'aide d'un questionnaire de type Ayurveda ainsi que de tests de réaction, de concentration et de flexibilité non standardisés. Bien que dix enfants au total aient quitté le cours et que les tests se soient avérés trop insignifiants, une compilation des déclarations des participants, des parents et des enseignants constituait une conclusion positive.

Radimerski (1999) a suivi un cours de yoga suivi par sept filles âgées de onze ans, qui a duré 60 minutes sur deux mois avec un total de 10 séances. Une évaluation a été réalisée à l'aide des questionnaires élaborés par Stück (1998, p. 185 f) sur la condition physique et psycho-spirituelle, ainsi que d'un questionnaire sur la satisfaction des participants. L'auteur pose la question de savoir si, dans les circonstances données et avec un échantillon aussi petit, les résultats peuvent être évalués sur le plan statistique, mais aboutit à une évaluation positive de l'expérience.

Un rapport de la France confirme les effets de transfert positifs d'une formation de yoga sur des leçons d'école:

"Les enseignants ont souvent exprimé leur étonnement en découvrant, lors de leurs cours de yoga, des occasions qu'ils ne soupçonnaient pas chez leurs étudiants et en admirant la joie avec laquelle les enfants pratiquaient les exercices. En ce qui concerne la durée de la concentration, la capacité de mémoriser et de confiance en soi "(Moors 1995, p. 22).

2.1.4.3.2 Recherche psychologique

L'un des premiers articles de recherche sur le yoga avec des enfants en Allemagne était une thèse de diplôme en psychologie soumise par Hofmann et Unger à l'Université de Hambourg en 1984/85. Après un programme de yoga de cinq mois, un groupe de douze étudiants du deuxième cycle du secondaire a démontré une influence positive significative de la pratique du yoga (voir Fuchs 1989, p.

Un projet de thèse psychologique de Goldstein (1999) à l'Université de Heidelberg a été présenté à la conférence "Yoga pour enfants / Le yoga à l'école - Etat du développement et de la recherche" le 3.10.1999 à l'Université d'Essen1. Les effets d'un programme d'intervention avec yoga sur le comportement hyperactif des enfants perturbés de façon expansive sont examinés. Les élèves du primaire âgés de sept à dix ans sont inclus dans l'étude en utilisant le diagnostic standard basé sur la CIM-10, «troubles hyperactifs F 90». L'objectif est de déterminer si et dans quelle mesure le yoga en tant que concept de thérapie holistique chez les enfants présentant un trouble expansif est utile et peut donc être utilisé comme mesure d'intervention dans un contexte scolaire. Une large gamme d'outils de recherche consistant en des tests et des questionnaires standardisés est utilisée.

L'expérience scolaire de la pièce

Cet ouvrage de données sur le yoga destiné aux enfants d'âge scolaire, le plus complet et le mieux sécurisé en Allemagne, avait été déterminé (1998) dans le cadre d'un mémoire sur la psychologie mené à l'université de Leipzig. Avec 21 écoliers d'un collège âgé de 12 à 13 ans, il a dispensé une formation à la relaxation avec des éléments de yoga au cours de 18 séances réparties en deux séances de 60 minutes par semaine. La taille du groupe pour la formation se limitait à six participants et regroupait les groupes sous un Harmonieaspekt. La formation a été réalisée sous la forme d'une offre de cours après les cours.

La sélection de l'échantillon s'est déroulée dans un total de cinq classes de deux cohortes de la même école, à l'aide du questionnaire sur la peur destiné aux élèves de Wieczerkowski (AFS). Sur un total de 110 enfants examinés, 48 ??enfants présentaient des scores critiques dans les échelles "anxiété de test" et "anxiété manifeste". Ces enfants ont été assignés au hasard à un groupe expérimental de 21 enfants et à un groupe témoin de 27 enfants.

Le programme de formation comprenait un répertoire de 23 asanas, des cours de yoga dynamiques tels que la «salutation au soleil», le fer fantasmagorique et les techniques de respiration, qui sont largement utilisés dans le yoga.

L'évaluation a été réalisée à l'aide d'un ensemble complet de tests standardisés, d'examens physiologiques tels que la mesure de la résistance de la peau, d'un test moteur d'équilibre statique et de questionnaires élaborés par les enseignants, les parents et les enfants.

Les résultats de cette étude peuvent être résumés comme suit:

L'entraînement de relaxation avec des éléments de yoga

• peut être utilisé comme une aide à la résolution des problèmes de manière efficace et pratique dans le contexte scolaire;

• approprié comme offre de cours à long terme et attrayant pour les étudiants;

• adopté par les étudiants comme moyen d'autorégulation;

• conduit à une relaxation immédiate et au bien-être, comme en témoignent les méthodes de mesure psychophysiologiques et les échelles d'estimation subjective;

• modifie ou stabilise diverses conditions personnelles considérées comme des conditions préalables à la gestion réussie du stress.

De plus, les sujets en formation ont appris à se concentrer sur les tâches et ont mieux performé dans le test de concentration "d2" que dans le groupe témoin.

2.1.4.3.3 Recherche internationale

Les résultats de recherche suivants sont basés sur une recherche détaillée effectuée par Stück (1998) dans le cadre de sa thèse. Il a déterminé l'état de la recherche internationale sur le yoga pour les enfants à l'aide des bases de données Psychlit, Medline, Psyndex, mémoires allemands et bibliographie nationale allemande, sous les rubriques «Yoga et enfants et adolescents» et «Yoga avec enfants et adolescents». Dans le cadre de ce travail, des recherches supplémentaires ont été effectuées dans les bases de données discutées par Dimdi et Sport. En outre, une évaluation de la revue indienne Yoga Mimamsa a révélé de nouvelles références à des projets de recherche liés au yoga dans des écoles qui ne figurent pas dans les bases de données internationales susmentionnées. Sur la base de la recherche, les articles scientifiques suivants sur le thème «Yoga avec les enfants / Yoga dans les écoles» pourraient être identifiés:

Tableau 11: RECHERCHES INTERNATIONALES SUR LE YOGA ENFANT

1971, M.L. Gharote

Entraînement à court terme avec 44 écoliers indiens en bonne santé âgés de 13 à 19 ans, âgés en moyenne de 15 ans, répartis dans un groupe expérimental et un groupe témoin de taille égale. Objectif: utiliser sept mesures physiologiques pour identifier les modifications des fonctions autonomes associées à la stabilité émotionnelle après un entraînement à court terme. Le groupe expérimental a reçu, en plus de l'éducation physique à l'école, une formation de yoga d'une durée totale de 50 jours d'exercice, six jours par semaine, d'une durée de 30 minutes. Les mesures ont été prises à la fin de la formation. Le groupe de test a reçu pour instruction de ne pas poursuivre la formation de yoga et a été testé à nouveau après deux mois pour voir si l'effet observé fonctionnait également sans entraînement. Résultat: Améliorations significatives des fonctions parasympathiques dans le groupe expérimental, qui étaient toujours détectables après deux mois sans entraînement.

1976, M.L. Gharote

Amélioration significative de la performance musculaire lors du test de Kraus-Weber chez des sujets (n 9) âgés de 12 à 20 ans après un programme de yoga de 3 semaines par rapport au groupe témoin (n 5) (la formation est décrite).

1982, Moorthy

Dans le cadre de l'introduction du yoga dans les écoles indiennes, la performance musculaire de 1 000 écoliers de différentes régions a été examinée avec le test de Kraus-Weber. Échantillon randomisé de 120 écoliers âgés de 6 à 11 ans, répartis en un groupe expérimental et un groupe témoin de taille identique. Le groupe expérimental a reçu quotidiennement pendant six semaines sauf ensoleillée Au cours de la journée, une séance de yoga de plus de 30 minutes a permis au groupe témoin de rester sans entraînement. Résultat: Amélioration significative des performances musculaires du groupe expérimental par rapport au groupe témoin.

1983, Moorthy

Sur 180 enfants scolarisés (90 garçons et 90 filles) âgés de 6 à 11 ans, des groupes aléatoires de 15 garçons et filles ont été sélectionnés. De ce groupe, trois groupes aléatoires ont à nouveau été mis en place: deux groupes d'entraînement (un avec entraînement de yoga et un avec d'autres exercices physiques) et un groupe témoin. Les deux groupes d'entraînement ont reçu un entraînement de yoga (l'entraînement est décrit) tous les jours pendant six semaines sauf le dimanche (l'entraînement est décrit) pendant plus de 30 minutes et au-delà qu'aucun autre entraînement physique n'était nécessaire, le groupe témoin restait sans entraînement. Immédiatement avant et après la phase d'entraînement et une troisième fois six semaines après la fin de la formation, les trois groupes ont été soumis au test de Kraus-Weber. Résultat: amélioration significative de la performance musculaire lors du test de Kraus-Weber dans les deux groupes d'exercices, plus prononcée dans le groupe de pratique du yoga. Des effets démontrables sur les exercices six semaines après la fin de l'entraînement aux exercices de yoga, tandis que les effets des exercices non-yogiques étaient perdus.

1983, 1984 Sahasi

Amélioration significative de la fonction cognitive chez les élèves de 12 ans d'une classe de 5e année à Delhi après une formation de yoga de sept mois par rapport au groupe témoin.

1989, Uma, Nagendra, Nagarathna, Vaidehi, Seethalakshmi

Étudiez avec 45 handicapés mentaux âgés de 6 à 26 ans, également un groupe de contrôle important. Le programme de yoga durait 5 heures par semaine pendant plus d'un an. Les résultats ont montré une amélioration de l'intelligence et du comportement social dans le groupe expérimental avec formation au yoga par rapport au groupe témoin.

1990, Savic, Peacock, Skoric et Spasojevic

Succès avec 15 enfants de 10 ans présentant des défauts de posture. Durée du programme de yoga six mois.

1991, Jain, Rai, Valecha, Jha, Bhatnagar, Ram

Programme de yoga avec 46 adolescents asthmatiques. Réduction des symptômes et des médicaments.

1993, Bera, Rajapurka

Examen de 40 étudiants de yoga du secondaire (12-15 ans) sur les performances cardiovasculaires, le physique et la puissance anaérobie (endurance musculaire). Résultats: Mesuré sur le poids corporel idéal moyen, la force corporelle, les performances cardiovasculaires, le pouvoir anaérobie.

1994, Telles, Nagendra, Nagarathna

Étude visant à améliorer la motricité statique (capacité d'équilibre) chez 45 écoliers âgés de 9 à 13 ans, répartis en groupes expérimental et témoin. Amélioration significative du groupe expérimental par rapport au groupe témoin après un cours de yoga de 10 jours au cours duquel ont été effectués non seulement des asanas, du pranayama, des exercices de concentration visuelle (tratakas), mais également des exercices ludiques visant à améliorer l'attention et la mémoire.

1994, Telles, Nagendra, Nagarathna, Hanumanthaiah

Amélioration du repos des mains du groupe expérimental par rapport au groupe témoin après 10 jours d'entraînement de yoga avec 20 adolescents (17 à 22 ans).

1997, Naveen, Nachrannte, Nagendra, Telles

108 enfants entre 10 et 17 ans ont été divisés en quatre groupes aléatoires. Durée de la formation: 10 jours. Chaque groupe a pratiqué une technique de respiration de yoga différente: respiration par la narine droite (1), respiration par la narine gauche (2), respiration alternée (3), vigilance aisée (4)). Le résultat a été une amélioration de la mémoire spatiale de 84% par rapport au groupe témoin.

1997, Telles, Narendran, Raghuraj, Nagarathna, Nagendra

Vingt filles âgées de 12 à 16 ans ont pratiqué une heure de yoga et de jeux d'éducation physique tous les jours pendant six mois. Il était basé sur une corrélation entre fréquence respiratoire élevée et irrégulière, anxiété et peur. Les résultats, comparés à un groupe témoin de même taille, indiquent qu'un programme de yoga comprenant des jeux de relaxation, de concentration et de conditionnement physique peut réduire de manière significative la fréquence cardiaque et le rythme respiratoire.

1999, Bihar Yoga Bharati[1]

Chez 351 enfants, l'effet d'une formation de yoga quotidienne de 4 mois sur le développement de la personnalité de l'enfant a été étudié (mémoire, créativité, confiance en soi, estime de soi et discipline de soi). En comparaison avec le groupe témoin non moins important, des progrès de développement supérieurs à la moyenne ont été mis en évidence pour les 5 éléments.

2000, M. Gharote

La performance musculaire de 250 écoliers indiens sélectionnés au hasard a été enregistrée à l'aide du test de Kraus-Weber. Les résultats indiquent une dégradation significative (20%) de la performance par rapport aux études antérieures sur 20 ans (Moorthy, 1982). L'inclusion du yoga asana s'appuie sur les effets positifs prouvés d'une formation de yoga (M.L. Gharote 1976, Moorthy 1982) pour compenser les déficits s recommandé en éducation physique.

2.1.4.3.4 Effet de la méditation chez les enfants

L'état de la recherche sur la méditation avec des enfants est présenté dans Engel (1999). Adaviyappa (1994) mentionne une étude approfondie portant sur plus de 5000 enfants dans plus de 50 cours de méditation, principalement en Inde. En tant que type de méditation, l'observation respiratoire `Anapana-sati 'a été utilisée, dans laquelle la respiration est suivie sans l'affecter. Pour les enfants, l'exercice a été réduit à une durée de 10 à 15 minutes, car des outils de recherche ont été utilisés, à savoir des questionnaires parents et enseignants. Le résultat est une amélioration de la concentration, de la mémoire, de la maîtrise de soi et du comportement social (Engel, 1999, 241f).

Selon Engel, les études dans le domaine de la méthode de méditation transcendantale de Maharishi Yogi sont les plus approfondies. Les travaux actuels contiennent des détails précis sur ce qui est fait, une description des sujets, une comparaison avec les groupes de contrôle correspondants sans formation, une indication du concept examiné ainsi qu'une interprétation au sein d'un concept global. Engel critique le manque d'études à long terme, d'informations sur les réactions indésirables et le taux d'abandon.

Le but recherché de ces investigations est d'améliorer le domaine psychologique, par exemple l'indépendance du champ ou l'amélioration de la mémoire. L'exécution obéit à des critères opérationnels: position assise, dos bien droit, chanter une séquence sonore de deux syllabes, insensée comme un mantram, deux fois par jour, les yeux ouverts - contrairement aux adultes qui pratiquent deux fois 20 minutes par jour, les yeux fermés. Les résultats obtenus à l'aide de cette méthode sont décrits par Engel (199, p. 240 et suiv.) Comme suit:

• Chez 48 enfants âgés de 7 à 10 ans, Gelderloos et al. (1987) montrent une amélioration de l'indépendance du terrain par la méditation par rapport à 34 enfants du même âge, ne méditant pas.

• Warner (1986) a étudié le statut socioéconomique de 60 enfants âgés de 7,9 ans en moyenne, comparés à 75 enfants comparables. Outre l'amélioration de diverses capacités cognitives telles que le traitement de l'information et la flexibilité, il a été constaté une amélioration particulière dans le domaine des «problèmes de conservation». ce qui est une sorte de mémoire améliorée après la méditation.

• Dixon (1989) présente une étude longitudinale de six mois portant sur 37 enfants d'âge préscolaire de 4,5 ans comparée à des sujets témoins du même âge (4,4), avec des améliorations de la conservation et de l'indépendance du terrain.

• Dillbeck et al (1990) ont observé 32 enfants (âgés de 9,1 ans) pendant 45 semaines, contre 32 sujets sur le plan socioéconomique parallèle (âgés de 9,2 ans) et ont signalé une amélioration de l'intelligence analytique, de la conception de soi et de l'exécution générale de tâches.

• Alexander, Kurth et al. (1990) ont obtenu des résultats similaires en comparant 45 enfants (âge médian de 7,8 ans) pratiquant la méditation et 47 enfants d'âge, de sexe, de statut éducatif et de statut socioéconomique comparables, des parents qui n'avaient pas pratiqué la méditation. En plus d'améliorer la mémoire, ils trouvent d'autres améliorations dans le développement cognitif général.

2.2 Concentration avec Maria Montessori

2.2.1 La découverte de l'enfant

Le point de départ de la pédagogie Montessori est une observation qui est entrée dans l'histoire de la pédagogie en tant que «phénomène Montessori». Un jour, lorsque Montessori a regardé une fillette de trois ans normalement développée s'engager dans le matériel d'activation mentale de son travail auprès d'enfants souffrant de troubles mentaux, elle a révélé un comportement très concentré qu'elle n'avait pas associé aux enfants jusque-là:

"L'expression de la fille était si intense que ce fut pour moi une révélation extraordinaire." Les enfants n'avaient jamais porté une telle attention au sujet, et j'étais convaincu de la discontinuité caractéristique de l'enfant, le mouvement inquiet d'une chose à l'autre, j'étais encore plus sensible à ce phénomène ....

Quand j'ai vu qu'elle a continué pendant très longtemps, j'ai pris la petite chaise sur laquelle elle était assise et j'ai mis chaises et filles sur la table; La petite fille prit rapidement son jeu, posa le bloc de bois sur les accoudoirs du petit fauteuil, posa le cylindre sur ses genoux et poursuivit son travail. J'ai invité tous les enfants à chanter; ils ont chanté, mais la fille a continué à répéter ses exercices. ... Quand cela a finalement cessé, il l'a fait quelles que soient les motivations de l'environnement qui auraient pu le perturber; et la fille regarda autour de lui avec joie ch, comme s'il sortait d'un sommeil réparateur. - Je crois que mon impression inoubliable est ce que l'on ressent lorsqu'on découvre quelque chose "(Montessori, 1976, p. 69 et suiv.).

Contrairement à la notion répandue d'esprit erratique et non ciblé de l'enfant, qui devient capable de concentration uniquement après une éducation appropriée des adultes, Montessori expérimente une capacité très développée chez les enfants à se concentrer sur une tâche choisie par eux-mêmes. Cela les désigne comme une "polarisation de l'attention": l'enfant et l'objet deviennent un, de sorte que l'environnement n'est plus perçu.

La découverte de la concentration intérieure de l'enfant est une «expérience pédagogique primordiale» (Hebenstreit 1999, p. 52), qui reste le pivot de sa pensée tout au long de sa vie et devient le fondement de sa pédagogie. D'autres idées fondamentales suivent. Montessori observe que la concentration chez les enfants n'est pas l'exception mais la règle. Elle observe en outre que la concentration chez un petit enfant est toujours associée à un objet externe qui suscite son intérêt intense. De plus, elle note un changement caractéristique à la suite du processus de concentration - l'enfant ne semble pas fatigué, mais reposé et joyeux (voir Montessori 1985, p. En conséquence, Montessori demande que le phénomène de l'attention soit inclus comme facteur essentiel de la pédagogie:

"La capacité de rappeler constamment son attention est la racine même de l'esprit, du caractère et de la volonté, et l'éducation qui réussirait à développer cette capacité serait une éducation par excellence" (Montessori 1976, p. 227).

2.2.2 L'enfant génie

Montessori distingue les adultes surtout par la compréhension enfantine, par un "esprit absorbant" (Montessori 1973), avec laquelle l'enfant aborde les choses. Dans l'altérité de l'enfant, elle reconnaît un état mental exceptionnel qui a été perdu pour l'adulte:

"Nous sommes réceptifs, nous nous remplissons d'impressions et nous les gardons dans notre mémoire, mais nous ne devenons jamais un avec elles, tout comme l'eau est séparée du verre, mais l'enfant subit un changement: les impressions ne pénètrent pas seulement dans son esprit, L'enfant incarne sa "chair spirituelle" face aux choses de son environnement, nous avons appelé son esprit absorbant, il nous est difficile de saisir les facultés de l'esprit enfantin, mais c'est sans aucun doute une forme d'esprit privilégiée "(Montessori 1973, p. 23).

L'enfant a une capacité extraordinaire de concentration, avec laquelle il fait progresser son développement et réalise des réalisations qui ne sont plus possibles pour l'adulte, par exemple l'acquisition du langage totalement sans effort. Une capacité de concentration, comme chez les petits enfants de trois à quatre ans, n'apparaît autrement que dans le génie:

"Ces petits semblent représenter dans leurs forces de concentration l'enfance des hommes extraordinaires, pensons à Archimède, assassiné au-dessus de ses cercles, duquel même le bruit de la capture de Syracuse n'aurait pas pu le séparer, ou à Newton, qui s'est immergé dans ses études manger oubliée "(Montessori 1976, p. 152).

"De même, le poète est en état d'inspiration, tout comme le scientifique lorsqu'il étudie ses découvertes. Lorsque le poète a une inspiration, il s'éloigne des choses extérieures et traite avec lui-même, et le scientifique oublie son travail. les choses les plus élémentaires de la vie "(Montessori 1934, p. 39).

Cet état d'esprit présente des caractéristiques que Montessori décrit comme suit:

"Sa particularité réside dans l'intensité de l'attention, dans la concentration profonde isolée de tous les stimuli de l'environnement, et qui correspond en intensité et en durée au développement des faits internes. Comme le génie, la concentration ne reste pas inefficace, mais est le début de crises intellectuelles «développement interne rapide et surtout une« activité tournée vers l'extérieur »qui se déploie en action» (Montessori 1976, p. 206).

Cela leur pose la question si le schéma sous-jacent ne correspond pas à un potentiel humain naturel:

"N'est-il pas possible que les énoncés du génie soient ceux d'une" vie forte "sauvés des dangers par son extraordinaire individualité, et qu'ils seuls sont capables de révéler la vraie nature de l'homme? Son modèle serait universel et tous les êtres humains sembler être plus ou moins de la même "espèce" "(Montessori 1976, p. 206).

2.2.3 De la périphérie au centre

Montessori suppose l'existence d'un "centre" dans lequel le concentré processus actif. Le centre "appartient à l'individu seul" et constitue un "secret de l'enfant" à respecter (Montessori 1932, p. 42). En tant que «périphérie», il fait référence aux sens et au mouvement par lequel l'individu est associé au monde extérieur.

Contrairement à d'autres méthodes, il rejette la tentative de pénétrer au centre:

"On souhaite que l'enfant comprenne d'une manière ou d'une autre au début. ... On croit qu'il est nécessaire de donner de grandes choses sous une forme réduite jusqu'à ce que l'esprit non développé soit capable de vraiment comprendre les grandes choses On donne les grandes choses sous une forme qui nous semble correspondre aux capacités de l'enfant, sous une forme enfantine ... Le fait que l'enfant ne prenne pas les choses avec intérêt et les comprend difficilement lorsqu'elles sont transmises par un autre Nous avons ignoré le fait que l'enfant possède une force motrice imparable qui le pousse à absorber tout lui-même, c'est de cette façon que son esprit se développe "(Montessori 1932, p.

Montessori est convaincu que la concentration ne peut être assurée que sur la périphérie et que le centre ne peut agir que sur la périphérie. Leur chemin consiste à "aider l'activité périphérique de l'enfant par des moyens extérieurs" (Montessori 1932, p. 43 et suiv.). Le principe de l'instruction périphérique devient le trait caractéristique de leur méthode. Montessori, en tant que niveau d'intervention périphérique, choisit la perception sensorielle et active les forces intellectuelles indirectement via un entraînement des sens, en particulier pour les enfants d'âge préscolaire:

"Au lieu de donner une pensée, ou d'essayer de la rendre intelligible, nous réalisons cette idée, nous la préparons pour ainsi dire sur un autre objet, afin que l'enfant puisse travailler avec elle" (Montessori 1932, p. 43).

2.2.4 Produits de concentration

Dans ce qui suit, son intérêt est centré sur la manière de reproduire le phénomène de la manifestation de l'attention, sur quel type d'offrandes matérielles et dans quelles circonstances le pouvoir spirituel de l'enfant peut être activé. Le point de départ de son travail est le constat que la concentration chez un petit enfant ne se manifeste jamais qu'en relation avec un objet extérieur (voir Montessori 1985, p.15).

Au cours de nombreuses années de travail expérimental, elle développe des aides matérielles sous forme de matériaux activant le sensoriel qui servent de facteurs déclencheurs ou de catalyseurs pour les pouvoirs mentaux. Son approche s'inscrit dans la tradition de la méthode physiologique de promotion des enfants handicapés mentaux développée par Itard et Séguin, qu'elle transfère à des enfants en bonne santé. La pensée fondamentale est l'unité de l'intellect, de l'activité sensorielle et de la motricité, grâce à laquelle l'intellect est activé par un impact sur les sens et le contexte du mouvement.

L'apprentissage de l'esprit selon Montessori se fait dans un arrangement artificiel de matériel didactique spécifique, produit pédagogiquement et qui n'a pas d'équivalent dans l'environnement de l'enfant. L'enfant doit apprendre «l'alphabet» des caractéristiques (Hebenstreit 1999), élaborer un système de grandes lignes afin de pouvoir enregistrer des images, des odeurs, des saveurs et des bruits par ses sens. Montessori parle de «périodes de formation» ou de «périodes sensibles» et promeut l'éducation mentale préscolaire à un rôle de premier plan, car la formation de la perception sensorielle est une tâche essentielle du développement dans cette phase.

Cependant, il ne faut en aucun cas faire un dogme de la correspondance entre stimulation et psyché. Il est souligné que ce n'est pas l'objet externe qui présente un intérêt, mais le fait que "l'âme répond à une incitation et reste en elle" (Montessori 1976, p. 89). Pour l'enseignement scolaire, Montessori se dissout du matériel sensoriel de la maternelle. Tout contexte structuré de manière didactique, toute fourniture de matériel peut être considérée comme un matériau s'il parvient à polariser l'attention des enfants.

Un rôle important joue l'attractivité de l'objet pour les enfants. Montessori souligne l'effort plutôt problématique de créer et de maintenir l'intérêt et l'attention de l'enfant sur le contenu sélectionné par l'enseignant:

"Se rendre artificiellement intéressant, c'est-à-dire se rendre intéressant pour quelqu'un qui ne s'intéresse pas à nous, est une tâche très difficile et que pendant des heures et des années d'intérêt pour lier non pas un, mais un grand nombre de personnes, rien avoir en commun avec nous, pas même notre âge: c'est une tâche surhumaine. C'est la tâche de l'enseignant, ou comme il dit son art, s'il veut cette communauté d'enfants, disciplinés à l'immobilité, le suivre avec la tête qui comprend ce qu'il dit et apprend "(Montessori 1976, page 50 f).

Dans la méthode qu'elle a développée, l'attention est liée à un objet qui intéresse vraiment l'enfant. L'art d'enseigner est de savoir comment attirer l'attention des étudiants. Pour l'enseignant, le but est de trouver exactement les moyens d'attirer l'attention vagabonde et puérile qui correspond à la faim intérieure (voir Montessori 1976, p. En plus d'attirer les enfants, le contrôle des erreurs par le matériel (Montessori 1973, p. 237) est une autre exigence des aides idéales pour la polarisation de l'attention. Le contrôle des fautes par le matériel élimine les éloges ou les reproches de l'enseignant et permet aux enfants de progresser à leur rythme.

2.2.5 Changer le pouvoir de concentration

Lorsque Montessori, en tant que directrice d'une Casa dei Bambini (foyer pour enfants) dans le quartier romain de San Lorenzo, commence à travailler en 1907, elle décrit les enfants comme étant timides et maladroits, stupides et insensés. Ils sont incapables de marcher en rangée en pleurant et tout semble semer la peur (voir Montessori 1969, 41). Après un an, des résultats étonnants apparaissent. Les enfants se comportent librement et de manière informelle, ont perdu leur timidité, sont sympathiques, se saluent seuls. Les clients qui viennent rendre visite se comportent comme leurs hôtes. Ils travaillent tranquillement, poursuivent un emploi de manière indépendante, sans se disputer, font preuve de discipline et d'obéissance (Montessori 1960, p. 10).

Montessori fait référence au changement des enfants de San Lorenzo comme étant une "normalisation" qui les démarque de la "déviation":

"Il existe donc deux natures différentes, la vraie normale, mais toujours inconnue, et les dérivés considérés comme normaux par tous" (Montessori 1934, p. 31).

Selon Montessori, la déviation est causée par le fait que l'adulte trop fort agit inconsciemment et à un moment inopportun sur l'effort de l'enfant, qui devrait être presque inviolable, et le décale ainsi de son chemin normal (Montessori 1934, p. 38). La normalisation se produit dès que l'enfant développe un intérêt intense pour un objet et s'y consacre dans un travail de longue durée:

"Chaque fois qu'il y avait une telle polarisation de l'attention, l'enfant commençait à changer complètement, devenant plus calme, presque plus intelligent et plus communicatif, révélant des qualités intérieures extraordinaires rappelant les phénomènes de conscience les plus élevés, tels que la conversion. Dans une solution saturée, un point de cristallisation s'est formé autour duquel toute la masse chaotique et instable s'est réunie pour former un cristal merveilleux.Après que le phénomène de polarisation de l'attention eut eu lieu, tous les désorganisés et instables sont apparus dans la conscience de l'enfant de la même manière. organiser une création intérieure dont les caractéristiques surprenantes se répètent chez chaque enfant "(Montessori 1976, p. 70 et suiv.).

Les qualités intellectuelles et morales qui n'existaient pas auparavant constituent un changement de niveau spontané. Montessori rejette la moralisation, car on ne peut pas vaincre les erreurs en les attaquant directement, car cela ne ferait que provoquer une position défensive (Montesssori 1934, p. 40):

"Nous n'avons pas encouragé les enfants à la moralité par des moyens spéciaux, nous ne leur avons pas appris à" maîtriser "les caprices et à rester calmes au travail, nous ne leur avons pas enseigné le calme et l'ordre en les exhortant, modèles et leur a expliqué à quel point cet ordre était utile à l'homme, nous ne leur avons pas donné de sermons pour leur enseigner la politesse à traiter avec eux ... Nous n'avons libéré que l'enfant "(Montessori 1976, p. 303).

Dans son dernier ouvrage, Montessori systématise ses observations et réécrit le type de normalité avec des propriétés spécifiques qui émergent à la suite de la normalisation et des propriétés qui disparaissent (Figure 1).

1: Traits de caractère normaux et déviants de l'enfant d'après Montessori (1973, p. 182) Les traits normaux des enfants sont après la concentration de Montessori, la joie de travailler, la discipline et la sociabilité. Menteurs, désordre, timidité et paresse sont différents. Se focaliser sur un point sépare ces propriétés, il incarne la ligne de normalité. Dès que les enfants peuvent se concentrer, toutes les lignes disparaissent à droite de la ligne médiane, ne laissant que les caractéristiques énumérées à gauche (voir Montessori 1973, 183).

2.2.6 Prérequis pour la normalisation

Bien qu'il existe de nombreuses déviations, Montessori ne voit qu'une solution:

"Que l'enfant dans son environnement puisse trouver tout ce qui l'intéresse et le captive d'affection." Quand l'enfant a reconnu un objet avec amour, son attitude intérieure s'éveille et il sent la beauté et la grandeur de cette activité intérieure, de ce mystérieux esprit spirituel. Une vie qui aide l'esprit à voir le monde sous un autre aspect "(Montessori 1934, p. 39).

La normalisation vient de se concentrer sur un travail. À cette fin, les motifs doivent être localisés dans l'environnement et susceptibles de susciter un vif intérêt chez les enfants afin d'attirer l'attention. Sur la base de l'attention éveillée commence une réaction active, un effet modificateur, qui stimule la formation interne.

Montessori attribue des changements à l'utilisation active de matériaux et à l'influence de l'environnement et de l'éducateur. Elle souligne que ce n'est pas le matériau seul qui fait le succès. Un enseignant ou un enseignant joue un rôle important, car il incite fondamentalement les enfants à utiliser du matériel didactique, car ce n'est pas le matériel lui-même, mais les encouragements de l'enseignant par des indications détaillées et patientes qui poussent les enfants à l'utiliser.

L'exercice régulier joue un autre rôle. Pour qu'une discipline intérieure se stabilise, un exercice de concentration quotidien est nécessaire:

"Pour que cette inclinaison subsiste et que la personnalité progresse dans son développement, il est nécessaire qu'un travail réel soit effectué quotidiennement." Du "cycle complet du travail", de la "concentration méthodique", dérive l'équilibre, "l'élasticité "Adaptabilité et donc la possibilité d'actes plus élevés, tels que" l'obéissance "" (Montessori 1976, p. 104).

2.2.7 Dimension physique de la concentration

Montessori s'oppose avec véhémence à la séparation du corps et de l'esprit:

"Considérer le mouvement séparément des fonctions supérieures est l'une des erreurs des temps modernes.

Cette erreur grave conduit à une rupture: la vie physique d'un côté et la spiritualité de l'autre "(Montessori 1973, p. 128).

et souligne un contexte holistique:

"Lorsque nous avons des organes cérébraux, sensoriels et moteurs, ils doivent fonctionner, être pratiqués dans tous les domaines, et aucun ne peut être laissé de côté, si nous voulons nous élever et, par exemple, aiguiser notre esprit, nous ne réussirons pas si nous ne réussissons pas." faire fonctionner toutes les pièces "(Montessori 1973, p. 128).

Au début de son développement, l'homme conquiert le monde en saisissant sa main: "Des observations sur des enfants du monde entier prouvent que l'enfant développe son intelligence grâce au mouvement" (Montessori, 1973, p. 129):

"Dans le mouvement, nous voyons comment le travail de l'individu se développe, et le travail de l'individu est l'expression de son psychisme et de la vie psychique elle-même. C'est un grand trésor de mouvements à sa disposition, au service de la vie psychique. qui est la partie centrale et principale "(Montessori 1973, p. 131).

Il appelle à l'inclusion du mouvement pour le développement des capacités mentales:

"Étant donné que l'enfant doit se développer physiquement et mentalement, il est donc nécessaire d'inclure des exercices physiques, des jeux, etc. dans l'éducation, car nous ne pouvons pas séparer ces deux choses que la nature a unifiées" (Montessori, 1973). P. 128).

"Le développement spirituel doit être lié au mouvement et en dépendre, et cette idée nouvelle doit être incluse dans la théorie et la pratique de l'éducation." À ce jour, une grande partie de l'éducation dispose du mouvement et des muscles comme support de la respiration, de la circulation sanguine ou même Notre nouvelle vision, en revanche, est que le mouvement est important en tant qu'aide au développement spirituel quand il est lié au centre, et le développement spirituel peut et doit être soutenu par le mouvement "(Montessori 1973, p. P. 129).

Il est parfois fait référence au rôle de la respiration dans la concentration:

"Le travail en cours devient comme le rythme respiratoire: calme et psychique organisme tonifiant "(Montessori 1976, p.107).

2.2.8 Le concept de méditation à Montessori

La polarisation de l'attention que Montessori appelle ailleurs appelle aussi "concentration méthodique" ou "méditation méthodique" (Montessori 1976, p. 104). Le processus de méditation est décrit comme suit:

"Le méditant libère autant que possible l'esprit de toute autre impression et tente de se concentrer sur l'objet de la méditation, de sorte que toutes les activités internes se polarisent sur lui" (Montessori 1976, p. 207).

La méditation, selon Montessori, est la manière adaptée aux enfants de suivre l'évolution naturelle:

"Maintenant, pour suivre leur évolution naturelle, nos enfants ont choisi la" méditation ", faute de quoi la longue habitude de chaque chose individuelle ne peut être désignée, à partir de laquelle ils atteignent progressivement une maturité intérieure" (Montessori 1976, p. 207). ,

Elle s'oppose explicitement à une distinction entre la méditation et les méthodes d'apprentissage intellectuel (Montessori 1976, p. 206 f). Les enfants méditent quand ils apprennent:

"Les enfants ne poursuivent évidemment pas le but d'apprendre" lorsqu'ils sont avec un objet, ils y sont liés par les besoins de leur vie intérieure, qui doivent être organisés et développés à travers eux ...

En méditant, ils entrent dans la voie du progrès "(Montessori 1976, 207 f).

2.2.9 Comparaison de la pédagogie de yoga et de Montessori

Beaucoup d'analogies de la pédagogie Montessori et de la philosophie du yoga suggèrent une universalité de l'expérience psychique indépendante de la culture. Les paraphrases respectives des phénomènes observés sont souvent étonnamment compatibles. Pour plus de clarté, on utilisera une déclaration de Montessori à laquelle ont été ajoutés les termes appropriés de la terminologie du yoga, à partir de laquelle un sutra pourrait être construit:

"Travail constant (Abhyasa), clarté des pensées et des habitudes (sattva), jusqu'aux plus petits actes de la vie (Yama), pesant les motifs les uns contre les autres (Viveka), même dans les petites choses, prenant une décision (Viveka Khyati), graduelle (Vinyasa) Pour devenir maître de ses propres actions, ce sont les précieuses petites pierres qui constituent la structure solide de la personnalité (Yoga) "(Montessori 1976, p. 174).

Fig. 2: De la périphérie vers le centre - du centre vers la

Périphérie (S. Augenstein)

Le principe de la stimulation périphérique et l'idée de base d'un changement déclenché aux niveaux en amont par l'expérience de contact avec le centre peuvent être trouvés à la fois chez Montessori et dans la philosophie du yoga (Figure 2).

Des correspondances peuvent également être trouvées dans la dénomination des différents niveaux associés au processus de concentration:

1 comportement (Yama)

2 coups de feu (Niyama)

3 habiletés motrices (asana)

4 respiration (pranayama)

5 Retrait des sens de la perception extérieure

(Pratyahara)

Concentration 6-8 (Dharana, Dhyana, Samadhi).

En tant que caractéristiques communes de la pédagogie Montessori et de la philosophie du yoga, les postulats de base suivants peuvent être mentionnés:

• Une distinction doit être faite entre le centre et la périphérie.

• L'objectif est d'établir un contact avec le centre et d'agir en contact avec le centre.

• Le centre peut être utilisé via la périphérie.

• Grâce à des exercices qui établissent un contact avec le centre, une transformation complète de la personnalité peut avoir lieu.

• Une fois le contact établi avec le centre, la périphérie change.

• Le changement se produit de deux manières: premièrement, en tant que manifestation spontanée de propriétés précédemment inexistantes à la suite d'une expérience de contact avec le centre; Deuxièmement, à la suite d'une orientation claire sur le social, qui repose sur le caractère distinctif.

• La discipline est un moyen nécessaire de liberté.

• L'exercice régulier est la condition préalable à la réussite de la pratique.

• Il existe un lien holistique entre comportement - habiletés motrices - respiration - activité sensorielle et concentration.

• Pour la concentration, l'esprit a besoin d'un objet.

• Il est important de créer des relations d'objet significatives.

• Le moyen le plus simple de se concentrer sur un objet d'intérêt intense.

• Le processus de concentration s'intensifie progressivement.

• La concentration mène à des idées.

• La concentration est une capacité élémentaire qui a un impact décisif sur tous les aspects de la vie humaine. Il doit donc être préservé et développé.

3 questions

Selon la théorie sous-jacente, la concentration est considérée comme une faculté holistique qui se manifeste chez les enfants, en particulier en réponse à des offres attrayantes. Les résultats des recherches sur le yoga ont permis de déduire que les exercices physiques du hatha yoga peuvent créer des conditions favorables à la concentration. Les évaluations des programmes de yoga dans les écoles confirment l'acceptation de Realschule par les élèves (pièce de 1998)et pour les écoles spéciales (Kragh 1994, Kömhoff 1995, Winkler 1993). Des succès dans le travail avec des bébés handicapés (Summar, 1998) suggèrent que les exercices de yoga sont souvent effectués par des enfants d'âge préscolaire. Ces résultats suggèrent qu'un programme de yoga adapté à l'âge peut être une proposition attrayante pour les enfants des écoles primaires. L'acceptation dans l'éducation spéciale suggère que les exercices de yoga attirent non seulement les enfants qui ont déjà des conditions favorables, mais aussi les enfants qui ont particulièrement besoin de soutien. Ceux-ci incluent les enfants en surpoids et enclins au comportement

Les résultats obtenus avec des écoliers indiens laissent entrevoir la possibilité d'améliorer considérablement les performances motrices (Moorthy, 1983) après des interventions à court terme de trois (M. L. Gharote, 1976) à six semaines (Moorthy, 1982, 1983). Pour les écoliers allemands, Kömhoff (1995) a réussi à améliorer l'équilibre statique après sept semaines de yoga, ce qui est associé à la concentration (voir 4.1.2.4). On peut donc supposer que la réussite après pratique démontrée après une courte formation est prouvée.

Sur la base de cette situation factuelle de la théorie et de la pratique, les questions suivantes se posent:

Un programme de formation en évolution pour les enfants des écoles primaires est-il attrayant?

La formation est-elle également attrayante pour les enfants en surpoids et ceux qui ont des problèmes de comportement?

La formation est-elle acceptée par les enseignants de la classe?

La formation est-elle acceptée par les parents?

Les enfants pratiquent-ils indépendamment les exercices présentés?

Existe-t-il une augmentation détectable de la concentration des enfants de l'école primaire après 10 séances d'entraînement à court terme?

La performance motrice des sujets s'améliore-t-elle pendant la période d'essai?

Des effets peuvent-ils être observés sur le comportement social?

Quelles sont les exigences de qualification pour l'exécution de la formation?

4 approche méthodique

4.1 Description de la formation

La différenciation du yoga rend difficile la détermination de l'objet. En particulier chez les enfants, le yoga utilise une occidentalisation et un mélange de yoga traditionnel avec d'autres méthodes, de sorte qu'il existe en pratique de nombreux concepts différents. Dans l'intérêt d'une mission claire, le terme «programme orienté sur le corps (KOP)» est donc choisi pour la formation décrite ci-dessous.

4.1.1 Objectif et groupe cible

La formation s'adresse aux enfants des écoles primaires. À travers des exercices physiques, un entraînement à la concentration holistique a lieu.

Les enfants apprennent un répertoire d'exercices physiques pouvant être pratiqués indépendamment après le programme de formation.

La formation peut être dispensée par des enseignants spécialement formés ou par des instructeurs externes dans l'ensemble de l'école primaire en classe.

4.1.2 Référence théorique

4.1.2.1 Conditions de concentration

La structure de concentration suivante est théoriquement orientée vers Patanjali (Deshpande 1985) et Montessori (1973). De Patanjali, la séquence des étapes pour la concentration a été dérivée, de Montessori, le processus de normalisation, qui se produit à la suite d'une polarisation de l'attention.

Les niveaux nommés identifient les champs et les états de l'exercice. Une introduction à la pratique peut en principe se dérouler à tous les niveaux et dépend principalement des besoins individuels. Pour atteindre la concentration chez les enfants, il est essentiel de proposer des exercices attrayants qui polarisent l'attention.

Le programme de formation sélectionne un chemin de la périphérie au centre. Toutes les zones périphériques sont abordées, l'accent étant mis sur le niveau de la motricité. Les interactions psychophysiques sont recherchées à travers des postures sélectionnées et un mode d'exécution spécifique.

Tableau 12: CONDITIONS DE CONCENTRATION À L'ÉCOLE DE CONTEXTE

Périphérie (Bahiranga Yoga)

Comportement social (Yama):

La normalisation des interactions sociales se manifeste par la non-violence (Ahimsa), l'honnêteté (Satya), le non-vol (Asteya), le traitement respectueux du sexe opposé (Brahmacarya), la générosité (Aparigraha).

Paramètres (Niyama):

La poursuite de la pureté physique (Sauca), du contentement (Samtosa), de l'aspiration (Tapas), de la réflexion sur soi-même (Svadhyaya) et de la dévotion (Ishvarapranidhana) témoignent de la normalisation de l'attitude intérieure.

Posture (asana):

La normalisation de la posture est indiquée lorsqu'elle peut être prise de manière stable (sthira) et sans effort (sukha) sur une période plus longue.

Souffle (pranayama):

La normalisation de la respiration est indiquée par un flux respiratoire calme.

Retrait des sens (Pratyahara):

La normalisation de la capacité de perception est évidente lorsque l'activité sensorielle de Gege attrayant peut être retiré.

Centre (Antaranga Yoga)

Concentration (Dharana - Dhyana - Samadhi):

Si de bonnes conditions de démarrage sont créées aux niveaux 1 à 5 en amont et qu'aucune perturbation ne se produit, la concentration peut évoluer progressivement. Il commence par l'orientation des pensées sur un objet et peut atteindre un degré conduisant à l'absorption totale de l'objet de la perception, ce qui permet de libérer le pouvoir créatif, de lancer le processus de normalisation.

4.1.2.2 Méthodes utilisées pour développer la concentration

En plus des exercices physiques, d'autres méthodes sont utilisées dans le programme d'entraînement qui, selon Patanjali, provoquent un centrage et contribuent à surmonter la distraction mentale (voir 2.1.3.1.8):

• régulation du comportement

• exercices de respiration

• Méditation sur un objet attrayant

régulation du comportement

Ce qui est évité, ce sont les actions qui «empoisonnent l'atmosphère pédagogique» et causent ainsi des tensions (Bollnow, cité dans Lüdtke, 1998, p.

• impolitesse, impolitesse, témérité, intrusion;

• ambiguïté, manque de tact, manque de goût, démesure;

Lâcheté, asservissement;

Le mensonge, l'hypocrisie, le mensonge;

• la cupidité, l'envie, l'obsession du pouvoir, la prise de décision;

• manipulation, calomnie, intrigue;

• flatterie, bossu, flatterie, hypocrisie;

• arrogance, présomption, inflation, excitation, vantardise;

• mépris, arrogance, arrogance, pomposité, envie;

• égoïsme, auto-exagération, confiance excessive.

Au lieu de cela, ils sont guidés par l'attitude affectueuse, compatissante, sereine et sereine de Patanjali, qui crée les conditions pour surmonter une perception distraite et tournée vers l'extérieur.

exercices de respiration

Basé sur des exercices qui visent une respiration stimulante pour la concentration au moyen de séquences d'exercices physiques (par exemple, Mohan 1994, Manusch / von Kalinowsky-Manusch 1999), le programme de formation comprend un entraînement de la respiration sur des séquences de mouvements, complété par de simples exercices de respiration sans respiration.

Méditation sur un objet attrayant

En principe, tout processus physique ou mental peut devenir un objet de méditation. Cela inclut également des processus corporels tels que la montée et la descente de la paroi abdominale, qui se déroulent sans intervention volontaire, mais qui sont accessibles à l'observation. La paroi abdominale sert d'objet de contact et de sensation corporelle dont le mouvement est perçu par la conscience corporelle.

Étant donné que le mouvement de la paroi abdominale n'est pas un objet attrayant pour les enfants, une mise en œuvre de cet objet de perception axée sur l'enfant a lieu dans le programme de formation. Ceci est illustré par une «méditation de coccinelle» guidée. Afin de rendre la perception du corps intéressante, une coccinelle imaginaire sert de médiateur. Par ses mouvements migratoires, la concentration est dirigée vers différentes fonctions et parties du corps. De cette manière, une sensibilisation indirecte du corps et des voies respiratoires a lieu. Pour les enfants en difficulté, il peut être utile de mettre un sac rempli de riz sur leurs yeux ou leur nombril. Ainsi, ils font l'expérience de points fixes clairement visibles pour l'attention.

4.1.2.3 Entraînement comportemental axé sur le corps

À l'école primaire, la pratique du comportement social est une priorité. La formation comportementale est donc un élément cohérent qui sous-tend tous les exercices sélectionnés. Ceci est visé par une exécution spécifique des exercices. Les caractéristiques sont:

Orientation de la performance sur vos propres possibilités:

L'échelle est constituée par les installations et les capacités propres - un enfant ne peut bouger que dans celles-ci. Afin de soutenir cet objectif d'apprentissage, des alternatives d'exercices alternatifs (photo 1) sont proposées pour les attitudes respectives, orientées sur les conditions physiques des enfants. De cette manière, les enfants apprennent à développer leur potentiel respectif dans la limite de leurs moyens.

Accepter la diversité:

Le principe général dans les postures est d'accepter la diversité et de renforcer l'estime de soi. La pensée compétitive est évitée. Les enfants apprennent qu'il n'y a pas de «meilleur» ni de «pire» dans l'exécution. Ce principe est illustré par l'exemple de l'exercice "papillon" (photo 2). Les enfants se "transforment" en "papillons" en saisissant leurs pieds avec leurs mains et en balançant leurs genoux de haut en bas. Premièrement, ils se perçoivent eux-mêmes, puis le «battement d'aile» des autres papillons: chaque papillon a un battement d'aile différent, c'est-à-dire que certains enfants peuvent faire trembler leurs genoux jusqu'au sol, d'autres pas. D'un point de vue moteur, les genoux montent et descendent et la colonne vertébrale se redresse, l'acceptation de soi et la tolérance mentales sont formées ainsi que les alternatives. à la concurrence

Percevoir et accepter les limites:

Un principe important est de percevoir ses propres limites, de les accepter et de les étendre progressivement au cours de l'exercice.

Orientation contemporaine:

L'expérience intérieure n'est pas au but, mais orientée au moment. Au moment présent de la pratique concentrée, les problèmes du passé ou du futur appartiennent. De cette manière, une distance intérieure se crée, permettant d'accroître les compétences en résolution de problèmes.

Dans un acte de communication, une partie importante de l'information transmise est transmise par des moyens d'expression non linguistiques tels que les expressions faciales, les gestes et l'intonation. Une idée fondamentale du développement du KOP consiste à utiliser ce moyen d'expression non rationnel pour véhiculer des informations complexes qui ne peuvent pas être exprimées linguistiquement ou de manière insuffisante, mais qui jouent un rôle important dans la stabilisation des systèmes sociaux. Les enfants de l'école primaire aiment bouger et aiment s'identifier avec des rôles dans le jeu. Suite à cela, dans le programme axé sur le corps, les contenus d'apprentissage social sont transmis de manière ludique, adaptée aux enfants et basée sur l'expérience.

À cette fin, certains exercices avec des partenaires ont été intégrés. Il s'agit notamment de la «danse à bascule» (photo 3), dans laquelle les enfants mettent délicatement leurs mains dans le cavalier, se mettant en contact les uns avec les autres et apprenant en même temps à connaître et à respecter les frontières et les limites de chacun.

4.1.2.4 Entraînement à la concentration axé sur le corps

Le lien entre respiration et concentration, qui est abordé dans les conférences sur la philosophie du yoga et le hatha yoga, constitue le point de départ de la réflexion sur la nécessité de produire une qualité de respiration qui favorise la concentration par l'entraînement physique. Étant donné que la respiration et l'activité mentale sont liées, il est conclu que l'entraînement qui développe progressivement la capacité respiratoire a un effet positif sur la performance de la concentration.

Certains aspects de la respiration sont assez faciles à influencer. Ceci est illustré par Kuvalayananda (1982) en prenant l'exemple d'un exercice «sauterelle» (Shalabasana) (figure 3). Il appartient au type d'exercices dans lesquels un maintien de la respiration (Kumbhaka) se produit automatiquement:

"Shalabasana nécessite une inhalation profonde et une rétention de souffle pendant quelques secondes à une pression pulmonaire élevée. (...) Comme Shalabasana nécessite une inspiration profonde et une rétention de souffle, pendant la pratique de cette asana, les poumons sont étirés au maximum "(Kuvalayananda 1982, p. 120 f).

Fig. 3: Exécution de l'exercice "Shalabasana" ou "sauterelle" (d'après: M. L. Gharote 1997)

L'influence sur la respiration est un accompagnement typique de postures de yoga correctement exécutées (asanas). Comme effet, une réduction spontanée des respirations et une respiration calme entraînent un changement d'activité mentale. Cela montre une polarité caractéristique: le praticien est réveillé et détendu en même temps. Cette condition, qui crée des conditions optimales pour l'apprentissage scolaire, représente une cible dans le programme de formation.

Selon Ebert (1986), les exercices nécessitant un équilibre statique ont également un effet nettement déterminant sur la concentration. L'un de ces exercices est l'arbre (Vrikhsasana) (Figure 4).

Fig. 4: Exercice "Tree" (d'après: M. L. Gharote 1977)

Le mécanisme de l'entraînement à la concentration par le biais d'exercices d'équilibre Ebert (1986) décrit d'un point de vue physiologique:

"Maintenant, apprendre à pratiquer les asanas en utilisant de moins en moins de force pour maintenir la même posture (en particulier la composante de l'équilibre des asanas) signifie que la performance du système de contrôle est améliorée. (...) Cette optimisation du système de contrôle sensorimoteur est possible car les asanas sont effectuées avec une attention concentrée. Optimisation de la régulation équivaut à augmenter la concentration (...) Plus vous vous concentrez, meilleure sera la posture - qui a pratiqué les asanas assez longtemps La fonction psychique détermine la qualité du somatique et inversement, l'augmentation de la performance de l'équilibre est obtenue par la fonction mentale de la concentration, l'attitude mentale détermine l'interprétation structurelle du système "(Ebert 1986, p. 56).

De plus, un effet sur la performance de la concentration doit être supposé lors d'exercices nécessitant une coordination corporelle. Selon Dennison / Dennison (1987), de tels exercices offrent une stimulation optimale des deux hémisphères cérébraux. Un exemple de ceci est le "chat alternatif" (Figure 5).

Fig. 5: "Chat mutuel" (d'après: Duthel 1999)

Un effet de concentration est généralement associé au type Posture en Hatha Yoga. Dans de nombreuses postures, une tension musculaire dans le corps est construite, ce qui sert de point focal à l'attention. Cette tension marque la limite individuelle et constitue le point de départ du processus de relaxation qui commence au niveau musculaire. Ici aussi, montre le caractère typique du double yoga: tension et relaxation. Le contrôle des fautes n'est pas effectué par le formateur, mais bien par l'exercice lui-même: dès qu'un inconfort ou un flux respiratoire rapide et agité se produit, la posture doit être laissée ou modifiée de manière à pouvoir être maintenue confortablement (sthira) et agréable (sukha).

En ce sens, les exercices physiques de yoga répondent aux exigences de Montessori en matière d'offres matérielles qui provoquent une polarisation de l'attention:

• isolement de la perception sensorielle (sens du toucher / sensation corporelle).

• Contrôle d'erreur par le matériel (tension inconfortable ou flux respiratoire agité indiquant la nécessité de corriger la posture).

Selon les principes méthodologiques de base des asanas, Ebert (1986, p. 26):

• Toutes les postures doivent être prises aussi lentement que possible.

• La caractéristique essentielle est le calme, plusieurs minutes restant dans l'attitude.

• Éviter tout développement dynamique du pouvoir.

• L'attention est focalisée sur la relaxation musculaire maximale possible des muscles qui ne sont pas immédiatement nécessaires à l'action.

• La respiration doit être calme et détendue.

• Le but est la relaxation.

• Cette relaxation est effectuée de manière concentrée, c'est-à-dire que l'attention est entièrement sur la sensibilité somatique et qu'il n'ya pas de cible d'attention externe.

4.1.2.5 Indications et contre-indications dans les exercices de yoga avec des enfants

Les informations sur les indications et les contre-indications dans la littérature sur le yoga chez l'enfant l'emportent sur les recommandations basées sur l'expérience pour la sélection d'exercices appropriés. Il n'ya guère de résultats scientifiques assurés.

indications

Maheswarananda (1992, p. 10) recommande une introduction à la pratique des asanas avec des exercices simples à partir de deux ans, après quoi les enfants peuvent pratiquer toutes les asanas à quelques exceptions près. Kausthub Desikachar1 fait référence aux déclarations de Krishnamacharya: "Tout le monde qui peut respirer est apte au yoga" - et "si un enfant peut manger seul, il est assez vieux pour commencer le yoga." Une pratique d'asana du troisième mois de la vie Sumar (1998), qui défend les enfants atteints du syndrome de Down, souligne les antécédents de développement positifs de leur fille, causés par la pratique du yoga.

Satyananda (1985) plaide pour une ingestion précoce d'exercices de respiration et justifie cela par le développement des poumons:

De nombreuses formes de techniques de respiration sont utilisées. Nadi shodhana, la respiration narine pour équilibrer les deux hémisphères du cerveau, ou le pranayama yogique, la respiration abdominale sont deux exemples importants d'efficacité dans la respiration avec une faible dépense d'énergie "(Satyananda 1985, p. 4).

Les exercices de méditation appropriés jusqu'à 21 ans sont appelés techniques simples telles que le chant de séquences sonores (Kirtan, Chanting) et la visualisation (Satyananda 1985, p. 78).

On peut citer les indications scientifiquement prouvées suivantes pour le yoga avec les enfants et le yoga dans les écoles: réduction du stress (pièce 1998), réduction de l'anxiété (Telles et al 1997), posture musculaire (ML Gharote 1976, Moorthy 1982, 1983, Savic et al. Endurance (Bera et al 1993), entraînement à la mémoire (Telles et al 1994), stabilisation émotionnelle (ML Gharote 1971), performance cognitive (Sahasi 1983, 1984, Naveen et al 1997), développement de l'intelligence (Uma et al 1989), asthme (Jain et al 1991), comportement social (Uma et al 1989). En outre, le principe de l'intégrabilité du yoga en tant que moyen de promotion holistique a été démontré dans toutes les formes d'écoles allemandes (voir 2.1.2.6).

Contre-indications

Il met en garde contre les exercices qui affectent les glandes endocrines. Ceux-ci incluent des postures de renversement telles que l'épaule (Sarvangasana) et le poirier (Shirsasana). Celles-ci pourraient, selon Maheswarananda (1990, p. 10), provoquer une croissance rapide qui ne correspond pas à l'âge. Selon Stück (1998, p. 89), l'attention portée aux particularités du système musculo-squelettique actif et passif, la prévention des étirements extrêmes et des postures extrêmes et la minimisation de la charge cervicale constituent des considérations importantes lors du choix d'exercices adaptés aux enfants.

L'utilisation en toute sécurité d'exercices de respiration impliquant la gestion de l'haleine est liée aux exigences alimentaires (HP I: 57-59, 60, 62, 63) et au maintien d'un programme d'exercices précis. Les techniques de Khumbhaka doivent donc être manipulées avec la plus grande prudence et sous le contrôle d'experts. Les instructions sont apprises. Des exercices de ce genre ne peuvent pas être réalisés avec des enfants (voir Satyananda 1985, p.

Les enfants ne devraient pas utiliser de kriiyas, de bhandas ni d'exercices respiratoires avancés (bhastrika, respiration prolongée) (voir document de 1998, p. 89).

Dans les exercices de méditation, il convient de noter que chez l'enfant, la structure du moi doit d'abord se stabiliser. Les techniques de méditation avancées qui cherchent à dissoudre la structure du moi ne peuvent être pratiquées qu'avec des adultes en bonne santé mentale.

4.1.2.6 Diagnostic de l'atmosphère éducative

Les enseignants doivent avoir une bonne connaissance des aspects qualitatifs de l'atmosphère éducative et un répertoire d'exercices pour pouvoir effectuer un changement d'atmosphère par le biais d'interventions appropriées (Lüdtke 1998). La taille cible dans les écoles constitue des conditions d'apprentissage optimales.

L'objectif d'un programme de formation est donc de permettre des réactions flexibles aux fluctuations atmosphériques afin de pouvoir fixer des accents en fonction de la situation réelle rencontrée.

Le concept de trigunas fournit des indications sur le diagnostic de l'atmosphère éducative. Il se trouve déjà dans les Upanishads (Taittiriya Upanishad 2; 8) et est également utilisé aujourd'hui en Occident pour saisir des situations éducatives complexes dans des domaines éducatifs (par exemple, Yogabhakti 1985 b et Lüdtke 1998).

L'enseignement prend des moments qui peuvent être décrits comme tamasig, rajasig, sattvic ou ingénieux. Pour proposer les bons exercices au bon moment, les enseignants doivent disposer d'un large éventail d'exercices. Si les élèves sont tristes et lents (tamasig), l'enseignant doit proposer des techniques d'activation. Si les élèves deviennent hyperactifs, des techniques d'apaisement doivent être proposées. Si les enfants sont très concentrés, des exercices de compensation entraînant à la fois relaxation et veille sont nécessaires (voir Yogabhakti, 1985 b). La tâche de l'enseignant est d'établir et de maintenir un état sattvique afin de permettre un apprentissage ciblé.

Ceci s'applique également aux instructeurs du programme de formation. Avec un sens des vibrations atmosphériques (Gunas) et une idée claire de l'état souhaité (sattva), ils doivent être capables d'analyser la position de départ et d'effectuer une transformation de l'atmosphère en mettant l'accent approprié sur le programme d'exercices. L'entraînement comprend des exercices d'activation et d'apaisement. Par conséquent, il n'y a pas de changement dans le déroulement du programme d'exercices, mais seulement une accentuation correspondante en fonction de la situation réelle trouvée.

4.1.4 Structure du programme

4.1.3.1 Critères de sélection pour les exercices

asana

Dans le paysage actuel du yoga, il existe un grand nombre de variantes possibles de la structure de l'exercice qui peuvent être très différentes d'une école à l'autre (voir Fuchs 1990, p. Une formation équilibrée de Hatha Yoga devrait prendre en compte tous les groupes fonctionnels de l'appareil de maintien. Selon l'ordre recommandé par Patanjali, la pratique des asanas devrait précéder les pratiques de respiration et de méditation. Selon Mohan (1994), la formation devrait avoir lieu par étapes réfléchies et ordonnées et devrait être adaptée au but recherché.

Sur la base des principes ci-dessus, les exercices du programme d'entraînement ont été conçus de manière à soutenir de manière optimale la posture physique. Un autre critère de sélection était la sécurité physiologique. Il y a eu une restriction aux postures simples qui supportent des groupes fonctionnels importants de l'appareil de maintien. Pour entraîner la concentration, un autre objectif est l'équilibre et la coordination. Pour améliorer la coordination corporelle, des exercices bilatéraux sont utilisés.

Étant donné que la polarisation de l'attention dépend essentiellement de l'intérêt porté à l'objet, un critère de sélection important pour les exercices est leur attrait pour les enfants. Afin de garantir la motivation à l'exercice des enfants en surpoids et des enfants non sportifs, un soin particulier a été apporté à la sélection des asanas faciles à réaliser pour les enfants. À partir de variantes légères, des variantes d'exercice sont proposées en fonction des besoins personnels. Les variantes sportives ne sont proposées qu'aux enfants présentant des conditions physiques appropriées.

pranayama

Un effet immédiat sur la concentration peut être obtenu grâce aux techniques de yoga pranayama. Les exercices de pranayama, qui interviennent dans le flux respiratoire naturel, ne peuvent être utilisés que si une bonne base a été créée par un entraînement physique approprié. Cette fondation ne peut pas être créée après dix sessions de formation. Dans le cadre du programme de formation, le travail sur la respiration se limite donc à une sensibilisation générale au processus de respiration, à la coordination de la respiration et des mouvements et à l'intégration de certains exercices de respiration inoffensifs au cours de l'exercice.

Les exercices de respiration suivants, sans danger pour les débutants et les enfants, ont été intégrés à la formation:

Planche 13: EXERCICES DE RESPIRATION POUR LES ENFANTS

notes:

La respiration est en conjonction avec un son. Cette technique a conduit au développement d'une variété de soi-disant «mantras». Un exercice classique est le son du son OM. Une variante de cet exercice consiste à simuler le soufflage d'une bougie ou à produire un bruit de vent. Ces techniques prolongent l'expiration et favorisent donc un alignement mental calme et clair.

Bee-bourdonnement (Brahmerie):

Dans cette technique, une perception sensorielle inhabituelle sert de point focal pour l'attention - la sensation d'une vibration interne générant un souffle bourdonnant. Technique: Inspirez, fermez vos oreilles avec vos pouces et vos yeux avec vos doigts, et posez vos coudes sur vos genoux pliés. Avec la bouche fermée, expirez lentement par le nez, produisant un son audible. En éliminant diverses perceptions sensorielles (pratyahara) telles que voir et entendre en fermant les yeux et les oreilles, cette technique crée de bonnes conditions pour la concentration. Selon Satyananda (1985, p. 87), cette technique de respiration peut être enseignée aux enfants de deux ans et demi à quatre ans.

méditation

Dans le choix des exercices de méditation, on a veillé à ce qu'ils stimulent l'imagination et la perception et ne conduisent pas à des "vols de contenu vides de l'imagination" (Fontana / Slack 1999, p. 13). Auto-suggestion évitée et exercices qui encouragent des états émotionnels exubérants. Afin de ne pas dépasser l'attention des enfants, la durée de l'exercice est limitée à une période de 5 à 10 minutes.

4.1.3.2 Particularités de la pratique avec des enfants

Des expériences personnelles avec des enfants, des discussions et des visites de séminaires ont donné lieu aux remarques suivantes sur les particularités du travail avec des enfants en milieu scolaire:

• Les enfants ont besoin de plus de variété que les adultes. En même temps, cela a du sens oll que les exercices sont souvent répétés pour obtenir un effet d'entraînement. Par conséquent, les mêmes exercices devraient toujours paraître nouveaux en étant emballés de manière intéressante.

• Le jeu est une forme d'expression importante pour les enfants, qu'ils prennent très au sérieux. Par souci d'intérêt, il est recommandé d'intégrer des éléments ludiques dans un programme de yoga pour enfants.

• Les enfants ont un grand besoin d'exercice. Les positions de maintien statiques doivent donc alterner avec les mouvements. Les formes adaptées aux enfants sont des formes de yoga dynamiques, dont certaines ont des versions spéciales pour les enfants (Manusch / Kalinowsky-Manusch, 1999).

• Le travail statique, tel que requis par la pratique des asanas, est plus susceptible d'être réalisé par les enfants lorsqu'ils reçoivent des stimuli de maintien adaptés aux enfants dans des positions statiques (par exemple, en combinant des postures avec des versets de langage).

• Les formes contrôlées de mouvement dynamique sont préférables à une "déflation" sans énergie excédentaire, dans la mesure où cela ne permet pas d'obtenir l'effet de centrage souhaité. Le saccage et la liberté de mouvement dans la salle sont des formes importantes de mouvement des enfants, mais ils devraient être pratiqués en jeu libre ou dans le contexte de l'éducation physique.

• Si des exercices de méditation sont utilisés, ils doivent présenter un intérêt pour les enfants (voir aussi Fontana / Slack 1999, Maschwitz / Maschwitz 1993, Boden 1978). Ils ne devraient durer que quelques minutes à l'école primaire pour ne pas submerger les enfants.

4.1.3.3 Déroulement du programme

La formation comprend un total de 10 leçons. Le temps de formation par cours est de 45 minutes. Afin de faire face à différentes situations d'enseignement, une structure de programme flexible a été choisie, ce qui permet des ajustements individuels au cours des cours. Le programme de formation suit un processus structuré, mais permet de cibler des domaines basés sur la situation d'enseignement réelle et les conditions physiques des étudiants. Afin de motiver les enfants à s'exercer de manière indépendante, ils reçoivent à la fin de chaque leçon des images des exercices introduits, qu'ils peuvent ensuite mettre dans un dossier.

4.1.3.4 Description exemplaire d'une session de formation

Tableau 14: STRUCTURE D'UNE HEURE DE TRAVAIL

Leçon de pratique (45 minutes)

1er cycle d'accueil (5 minutes)

2. Programme de base, complété par de nouveaux exercices

(20 minutes)

Phase de jeu (10 minutes)

3. Exercice de méditation (10 minutes)

Les leçons individuelles suivent la même structure:

Le programme commence par un cycle de bienvenue. Dans différentes postures (asanas), qui sont intégrées dans un processus (voir annexe 2), le ciel, la terre, le soleil, la lune et les étoiles sont les bienvenus. Sur le plan physiologique, la colonne vertébrale est déplacée dans différentes directions, le corps tendu en diagonale. En raison du processus dynamique, un échauffement a lieu. Mentalement, il y a une harmonisation avec les leçons. Le partage d'un verset qui accompagne le discours sert à établir une connexion.

Un programme de base intégré au processus ludique est répété toutes les heures et ajoute progressivement plus d'exercices de difficulté croissante. Le programme de base sera complètement introduit dans la première heure. Dans les leçons suivantes, chaque leçon est axée sur l'une des formes suivantes: prévention, courbure arrière, exercices de renforcement musculaire, postures de retournement, exercices d'équilibre et postures assises. Conformément aux priorités respectives, les exercices correspondants du programme de base sont expliqués en détail étape par étape (pour une vue d'ensemble du contenu de la session, reportez-vous à l'Annexe 1). Une phase de jeu dans le programme de base laisse une place supplémentaire aux priorités individuelles.

La finale est un exercice méditatif court.

4.1.3.5 Utilisation de matériaux augmentant la concentration

L'utilisation d'aides pour polariser l'attention est une pratique courante en yoga. Dans le programme de formation, divers matériaux favorisant la concentration, tels que le bol chantant, un instrument sonore, tel que le "Regenmacher" 1 ou un sablier, ont été utilisés.

Etant donné que, selon la théorie du hatha yoga, l'influence de l'environnement doit être basée sur le succès de la pratique, il convient de sélectionner des salles à caractère sattvique ou, dans la mesure du possible, de transformer l'environnement en qualité sattvique. Un environnement sattvique est ordonné, esthétique, propre, sans problème et dispose d'un éclairage agréable. Des matériaux naturels de haute qualité et une palette de couleurs harmonieuses créent une atmosphère claire et concentrée. En revanche, un environnement rajasige donne de nombreuses impressions diffuses ou est qualifié d'environnement tamasige par malpropreté. Si un environnement sattvic n'est pas disponible, il devrait être dans le cadre la possibilité d'une transformation atmosphérique dans la salle de classe, par exemple grâce à l'utilisation d'huiles essentielles.

Tableau 15: Tous les exercices corporels en un coup d'œil

Cycle de bienvenue (séquence de mouvements)

Salutations (Namasthe de Siddhasana)

Posture debout (Tadasana)

Backbend (Hasta Uttanasana)

Prévention dans l'état (Uttanasana)

Croix pose (nouveau développement)

Croissant de lune (ardha chandrasana)

Stars (nouveau développement)

Fleur (lotus mudra)

Arbre (Vrikshasana)

Cercle des bras (nouveau développement)

programme de base

Aigle (Garudasana)

Bateau (Navasana)

Aire de repos (Shavasana)

Papillon (Badda Konasana)

Chat pose (variantes de Chakravakasana):

Chat bosse et position creuse alternativement

Levées réciproques des jambes et des bras

Dog Down (Adho Mukha Svanasana)

Chien vers le haut (Urdhva Mukha Svanasana)

Cobra (Bhujangasana)

Sauterelle (Ardha-Shalabasana, Shalabasana)

Arc (Dhanurasana)

Hérisson (yoga mudra)

Personnel (Dandasana)

Siège pivotant (Ardha Matsyendrasana)

Arbre (Vrikshasana)

Attitudes supplémentaires introduites dans le cours de formation

Prévention (Paschimottanasana)

Tortue (Kurmasana)

Montagne (Parvatasana)

Poisson (Matsyendrasana)

pont de l'épaule

Pont (Chakrasana)

Crocodile (Makarasana)

Plan incliné (Caturanga dandasana)

Drehaltung (Trikonasana)

Siège pivotant (Ardha Matsyendrasana)

Héros (Virabhadrasana)

Starflower (nouveau développement)

Lion (Simhasana)

Posture assise (Siddhasana et

variations)

4.1.4 Recommandations pour la mise en œuvre

Les instructeurs qui dirigent le programme d'exercices avec des enfants devraient tenir compte de certains principes:

• La disposition circulaire des tapis d'exercice est aussi possible.

• Si les tapis d'exercice sont disposés les uns en face des autres, organisez-les de manière à permettre un contact visuel avec tous les enfants.

• Ne placez pas les enfants en difficulté les uns à côté des autres, mais entre des enfants calmes.

• Concentrez-vous sur l'apprentissage par le succès. Écoutez attentivement le niveau initial et continuez avec sensibilité à partir de là. Ne laissez pas la pratique être vécue comme une expérience négative!

• Proposez les exercices en fonction des besoins physiques à des niveaux de difficulté classés individuellement.

• Ne chantez pas et ne louez pas les enfants en dehors du groupe. Il ne devrait y avoir aucune concurrence! En faisant attention à la louange, les enfants devraient développer leur propre échelle.

• Répondre aux besoins de tous les enfants.

• Fournir des indications sur ce qui est impliqué dans l'exécution des exercices.

• Faites des corrections dans les postures de manière très sensible en touchant, afin que l'impression de critique ne se produise pas.

• Touchez les enfants, créez des occasions de contact physique.

• attitude ferme et cohérente.

4.1.5 Conditions requises pour la réalisation de la formation

Planche 16:

EXIGENCES RELATIVES À LA CONDUITE DE LA FORMATION

Conditions optimales

formateurs

• Enseignant qualifié pour pratiquer le yoga

• plusieurs années de pratique du yoga

• Expérience dans le traitement des enfants

• empathie chez les enfants

situation chambre

• salle calme, propre et sans problème avec un éclairage agréable

• esthétique intérieure

• température ambiante agréable

• exempt de distraction par un design des couleurs retenu, un design délibéré des murs (sélection d'images appropriées, qui respirent plutôt le calme)

• Disposition circulaire des tapis d'exercice

aide

• tapis d'exercice doux et enduits

Exigences minimales

formateurs

- formateur de Yoga /
- Expérience dans le traitement des enfants
- empathie chez les enfants

situation chambre

- Salle de classe
- Arrangement frontal des tapis d'exercice

aide

- tapis ISO simples

4.2 Méthode d'évaluation

Comme il n'y avait aucune connaissance établie du yoga de niveau primaire au début de l'expérience, la présente étude est une étude d'exploration. L'objectif était d'obtenir le plus de données possible, d'identifier les variables dépendantes pouvant être mises en oeuvre, de tester différentes procédures de test, de mettre au point un dispositif expérimental viable, de dégager des hypothèses pour les projets de recherche futurs et de présenter des premiers résultats fiables.

L'étude est divisée en une évaluation formative et une évaluation de la réussite1.

L'évaluation formative avait pour objectif, d'une part, de mettre au point un programme de formation normalisé et, d'autre part, de vérifier si la forme et les méthodes de formation choisies avaient fait leurs preuves dans la pratique. Un autre objectif était d'isoler les variables dépendantes opérationnalisables. Au cours de l'évaluation formative, le niveau des conditions d'examen a été progressivement augmenté afin de mieux comprendre les conditions dans lesquelles la mesure de formation peut être couronnée de succès et dans lesquelles des succès mesurables peuvent être démontrés. Diverses procédures de test standardisées et non standardisées ont été testées. La plupart d'entre elles ont également été utilisées dans l'évaluation du succès et sont décrites en détail dans ce contexte (voir 4.2.4).

L'erge Les résultats de l'évaluation formative ont servi de base à l'évaluation ultérieure du succès, au cours de laquelle la formation a été soumise à un premier test pratique dans des conditions expérimentales. Conformément au caractère d'une étude d'exploration, l'intérêt d'isoler d'autres variables dépendantes pouvant être mises en oeuvre s'appliquait également à cette phase, de sorte que l'intégration de nouveaux problèmes jusqu'à récemment modelé l'approche.

4.2.1 Évaluation formative

4.2.1.1 Procédure d'élaboration du programme

Une preuve scientifique était donc particulièrement difficile à réaliser, car il existe un grand nombre d'approches différentes pour la réalisation pratique du yoga et les instructions pour la mise en œuvre technique diffèrent considérablement d'une école à l'autre (voir Fuchs 1990, p. La première étape devait donc consister à s'entendre sur un programme de formation cohérent et reproductible. Aux fins du développement du programme, une équipe de projet composée de cinq professeurs de yoga de formation différente a été formée le 3 octobre 1999 (voir 2.1.2.5) après la première conférence à Essen sur le thème «Yoga pour enfants». Deux membres de l'équipe ont une double qualification d'enseignant et d'enseignant de yoga, ainsi qu'une expérience pratique de l'enseignement du yoga en classe, et un membre a de l'expérience dans le travail de yoga thérapeutique avec des enfants1. Au cours de la période de six mois, il y a eu un échange de courriers électroniques sur les techniques de yoga, la sélection d'exercices appropriés, la structure et la séquence des unités de cours, les succès de l'exercice opérationnalisé et les procédures de test appropriées. Pour la première fois, une description claire d'une formation de yoga pour les enfants des écoles primaires a été élaborée.

4.2.1.2 Durée de la formation

Une estimation du temps minimum requis pour atteindre les objectifs souhaités a été réalisée en tenant compte de l'expérience personnelle et des conclusions de M. L. Gharote (1971, 1976) et de Kömhoff (1995) dans des programmes de yoga à court terme avec des enfants.

La portée de la formation a été fixée à 10 séances de formation. Du point de vue de l'intégration sans heurts du programme de formation dans la leçon de l'école, la durée de la leçon par exercice était limitée à la durée d'une leçon de 45 minutes.

Si le programme actuel prend la forme d'une formation à court terme, il ne préconise pas une réduction des mesures de soutien à quelques heures seulement. Il existe un consensus dans la littérature selon lequel la formation au développement des compétences cognitives nécessite une période de pratique plus longue pour obtenir des effets stables, et que le développement de capacités de réglementation utiles ne peut être atteint par des programmes de formation à court terme (voir Hager 1985). Un programme devrait donc durer au moins une année scolaire, mieux sur un an. Cette évaluation est conforme à l'affirmation de Patanjali selon laquelle un exercice régulier sur une longue période est nécessaire pour réussir une pratique (YS I: 14).

Les limitations d'un programme à court terme sont principalement des raisons pragmatiques. Surtout, les programmes ne dépassant pas un certain délai peuvent être intégrés au cours et ne peuvent dépasser un budget abordable pour les autorités scolaires, les parents ou les parrains. À l'avenir, lorsque la formation sera introduite dans les écoles par des animateurs externes, dix unités de cours seront une taille minimale pour inciter les enseignants invités à enseigner le yoga aux enfants et à encourager l'utilisation créative des éléments de mouvement dans leur propre salle de classe.

Pour un programme à court terme, il faut également exclure les explications suffisamment plausibles des effets obtenus sur l'entraînement. Surtout dans la tranche d'âge de 5 à 7 ans, la maturation et d'autres changements du développement jouent un rôle majeur. Cela signifie qu'à mesure que la distance entre les enquêtes antérieures et postérieures augmente, la probabilité de tels changements augmente, ce qui pourrait imiter les effets du programme. La réduction d'une mesure de formation à un programme à court terme fournit des explications alternatives suffisamment plausibles pour les scores obtenus.

4.2.1.3 Phases de l'évaluation formative

L'évaluation formative a duré six mois. Quatre examens préliminaires ont été effectués avec un total de 122 matières:

1. Examen préliminaire:

avec 12 participants adultes d'un cours de yoga pour débutants ainsi que 16 participants adultes d'un cours avancé de yoga.

2. Examen préliminaire:

avec 4 enfants dans un contexte thérapeutique.

3. instruction préliminaire

avec 35 enfants d'âge préscolaire répartis en un groupe expérimental (n 18) et un groupe témoin (n 17).

4. enquête préliminaire

avec 55 enfants de première année, divisés en un groupe expérimental (n 28) et en un groupe de Vergle

Groupe d'instituts (n 27).

1. Examen préliminaire

Pour la première étude préliminaire, un programme systématique a été développé et mis en œuvre avec 28 participants adultes de deux cours d'éducation des adultes, 12 participants ayant suivi un cours pour débutant, 16 participants un cours avancé. L'objectif était d'obtenir des indices sur les changements moteurs après 10 séances d'entraînement de 90 minutes chacune. Il y avait une observation systématique de la progression de l'exercice, qui a été enregistrée après les séances d'entraînement.

Les pratiques du hatha yoga sont généralement conçues pour améliorer la motricité et la souplesse. Il existe une variété d'exercices spéciaux pour favoriser l'équilibre, renforcer les muscles abdominaux, favoriser l'extensibilité du fléchisseur de la hanche, la mobilité du bassin, les muscles du dos et renforcer les muscles de la ceinture scapulaire et des bras, chacun étant combiné à des séances d'entraînement et pratiqué de manière spécifique. ,

Une formation de yoga bien équilibrée s'adresse à tous les groupes fonctionnels de l'appareil de maintien, qui examine le test d'attitude chez l'enfant1 (HAKI, voir 4.2.7, tableau 20). Comme les pratiques du Hatha Yoga impliquent une phase statique, on peut bien observer les progrès de l'exercice. Une meilleure performance des postures est l'expression d'une amélioration de la motricité, ce qui se voit également dans les résultats des tests.

L'observation systématique a fourni des indications sur la possibilité fondamentale de parvenir à une réussite opérationnelle en termes de motricité et de flexibilité avec les adultes pendant la période de formation. Après dix séances d'entraînement, les participants étaient visiblement mieux à même d'effectuer les exercices, les phases statiques pouvaient être conservées plus longtemps, la flexibilité s'était globalement améliorée. De plus, un effet plus durable des exercices a été démontré en comparant les avancés et les débutants. Bien que les participants aient déclaré ne pas avoir pratiqué de manière indépendante en dehors des heures de cours, ils étaient visiblement mieux à même de passer plus de temps dans les postes par rapport aux débutants. La longue position assise - qui appartient à la catégorie de postures la plus exigeante - a causé beaucoup moins de problèmes.

2. Examen préliminaire

Outre certains exercices contre-indiqués pour les enfants (voir 4.1.2.5), adultes et enfants peuvent effectuer les mêmes exercices de yoga (voir 2.1.3.4). Tout au plus, le type de mise en œuvre diffère (voir 4.1.3.2), dans lequel un formulaire attrayant pour les enfants doit être trouvé. Par conséquent, lors de la deuxième enquête préliminaire, il a été examiné si les enfants pouvaient réussir à faire de l'exercice pendant la période d'entraînement avec le programme systématique. À cette fin, le programme systématique a été mené auprès de quatre enfants âgés de 6 à 7 ans dans un cabinet de psychiatrie pour enfants et adolescents. Les conditions de performance étaient optimales car la formation s'est déroulée dans des salles agréables du point de vue esthétique avec un petit groupe d'instructeurs qualifiés (voir 4.1.5). Un contrôle des effets n'était plus effectué par observation systématique, mais avec le test de posture standardisé pour enfants HAKI (voir 4.2.7).

Le résultat a été une amélioration des performances motrices et une flexibilité de la moyenne du groupe. Un examen des résultats des tests individuels a révélé un développement insuffisant de la force des muscles abdominaux. Le programme d'entraînement a donc été optimisé grâce à la mise en place d'exercices spéciaux pour l'entraînement des muscles abdominaux1.

Comme aucun groupe de comparaison n'était disponible dans le cadre de la deuxième étude préliminaire, la validité des résultats était limitée.

3. Examen préliminaire

Dans cette étude préliminaire, l'intérêt était centré sur la question de savoir si les effets démontrables d'une formation de yoga pouvaient également être constatés dans des conditions d'école lorsqu'on pratiquait avec une classe entière et s'il existait des différences mesurables par rapport à un groupe de comparaison.

Afin de le détecter, les enfants d'âge préscolaire qui avaient appris le yoga au cours de la première moitié de l'année scolaire (groupe 1) ont été testés au moyen du test moteur HAKI (description du test, voir 4.2.4) par rapport à la classe parallèle ayant reçu une formation en psychomotricité (groupe 2).

Tableau 1: Résultats du HAKI (étude préliminaire 3)

Test 1 Test 2 Test 3 Test 4 Test 5 Test 6 Test 6

Secondes secondes secondes secondes cm cm

No. 1 2 1 2 1 2 1 2 1 2 1 2

1 ABW 25 ABW 8 ABW 18/0 ABW 12 ABW 2 ABW 7

2 30 27 9 15 27/8 28/10 6 8 n.m. 20 13 20

n.m. 3 27 15 16 14 28/15 0 18 9 18 30 3

30 30 15 4 30 3/10 04/08 0 11 21 7 18 30

21 30 16 5 15 36/6 25/2 5 8 5 11 7 30

30 30 23 6 23 27/7 26/10 14 0 15 10 6 21

n.m. 7 30 13 25 6 17/14 36/0 0 27 23 n.m. 12

30 21 21 8 10 29/17 25/1 11 24 10 11 17 17

30 16 15 9 18 24/15 16/6 5 0 15 10 40 11

10 22 15 ABW ABW 28/0 ABW 10 ABW 12 ABW 11 ABW

n.m. 11 30 15 11 4 14 25/14 22 33/3 -4 17 5

Abw 12 30 17 ABW ABW 24/6 ABW 0 ABW 15 ABW 30

13 30 30 30 17 2 11 24/7 23/1 30 20 30 15

14 17 30 14 27 8 0 28/6 29/3 20 13 30 30

15 30 19 21 20 10 5 19/12 21/6 13 30 7 11

16 30 15 27 13 06/07 30/9 8 6 26 2 10 10

17 7 30 16 15 11/3 18/2 10 7 10 7 17 30

18 30 15 4/10 0 7 10

? 376 289 252 424 77 156 241 153 298 270

? 27 24 18 16 5 10 15 10 19 17

? + 3 sec + 2 sec + 5 cm + 5 sec + 2 sec

? % + 11% + 11% + 100% + 33% + 11%

Notes explicatives au tableau 1:

1 = groupe avec formation de yoga, 2 = groupe avec formation de psychomoteur

N.m = pas possible (l'exercice n'a pas pu être exécuté par l'enfant).

desc. = absent (l'enfant était absent de la classe au moment de l'examen).

Le HAKI étant encore en développement au moment de l'expérience, des incertitudes subsistaient quant à la performance exacte du test de l'essai 3. L'exercice a été effectué lors du 3ème examen préliminaire avec les genoux ouverts. La première valeur mesurée fait référence à la distance des genoux au sol, la seconde valeur mesurée à la distance des genoux les uns des autres. Ce type de mesure présente des difficultés d'évaluation. Dans des études ultérieures avec le HAKI, le test 4 a été réalisé avec les genoux fermés, ne donnant qu'une lecture.

Toutes les valeurs ont été arrondies à des entiers.

Le pourcentage de déviation des résultats du groupe expérimental par rapport aux résultats du groupe de comparaison est calculé.

Dans la classe ayant reçu une formation de yoga (groupe 1), la moyenne de la classe aux six tests HAKI individuels a donné de meilleurs résultats que celle de la classe ayant reçu une formation en psychomotricité. Des différences particulièrement prononcées ont entraîné l'extensibilité du fléchisseur de la hanche.

Après que les trois premiers examens préliminaires aient montré qu'on pouvait déjà espérer augmenter la performance motrice et la souplesse après une courte période de formation dans différentes conditions, l'intérêt de la recherche s'est concentré sur les résultats de la formation, qui sont plus opérationnalisés. Afin de déterminer s'il existait également des différences de performances de concentration entre le groupe de yoga et le groupe de psychomotrices, une mesure unique de la performance de concentration a été réalisée à la fin de l'année avec le test de Francfort pour la concentration de FTF-K à cinq ans (voir 4.2 .4). La mesure de la concentration dans la post-mesure dans les groupes étudiés a montré les résultats présentés dans les tableaux 2 et 3 et dans la figure 6.

Tableau 2: Performance de la concentration (3ème aperçu)

sous-

moyenne

(0 - 22) moyenne

(23 - 32)

moyenne

(33 - 48)

n

n% n% n%

Groupe 1

Yoga 0 0% 6 43% 8 57% 14

Groupe 2

Psychomoteur 2 14% 6 43% 6 43% 14

Tableau 3: Services individuels dans FTF-K

(3ème APERÇU)

Groupe 1

avec yoga groupe 2

avec psychomoteur

No. Post 1 No. Post 1

1 29 1 40

2 32 2 42

3 35 3 37

4 33 4 31

5 27 5 29

6 33 6 31

7 34 7 22

8 25 8 17

9 37 9 26

10 24 10 29

11 33 11 39

12 34 12 33

13 26 13 33

14 42 14 29

? 444? 438

? 32? 31

Fig. 6: inférieur à la moyenne, moyen et supérieur à la moyenne

niveau moyen de concentration - 3.Enquête préalable

Avec un niveau de concentration presque identique dans la classe moyenne en moyenne de 32 points de terminaison dans le groupe 1 (avec formation de yoga) et 31 points de terminaison dans le groupe 2 (avec entraînement de psychomotricité), dans le groupe 1, contrairement au groupe 2, aucun enfant ne se situe dans la fourchette inférieure à la moyenne. Dans le même temps, il y a plus d'enfants dans la fourchette supérieure à la moyenne. Le nombre d'enfants dans l'intervalle moyen est le même dans les deux groupes.

4. Examen préliminaire

Comme lors de la 3ème enquête préliminaire, seules des mesures après enregistrement uniques ont été effectuées pour enregistrer les performances du moteur, il n'a pas été possible de déterminer par la suite si une augmentation des performances avait eu lieu. Pour enregistrer les modifications de la motricité et de la souplesse, un test avec groupe d'essai et groupe témoin ainsi que deux temps de mesure avant et après ont donc été effectués lors du 4ème examen préliminaire.

La formation de yoga avait été dans la 3ème étude préliminaire partie de la leçon de règle et non documentée. Afin de pouvoir isoler une certaine formation en tant que facteur de réussite de la pratique, le déroulement de l'enseignement est devenu transparent. Sur la base du programme systématique utilisé dans les première et deuxième études préliminaires, un programme systématique pour écoliers a été mis au point (version précédente du programme axé sur le corps). La formation a été réalisée avec une classe de première école. L'enquête a porté sur la question de savoir si la formation modifiait les performances motrices et la flexibilité du groupe expérimental par rapport à un groupe de comparaison et si la formation sous la forme choisie était acceptée par les enfants.

La formation a été menée par le même précurseur que lors du 3e examen préliminaire d'éducation physique de la première classe d'un collègue qui n'avait aucune expérience du yoga et qui était présent en tant qu'observateur. Le groupe de comparaison n'a reçu aucune formation de promotion spéciale. 18 enfants du groupe expérimental n'avaient aucune expérience du yoga, 10 enfants de la classe avaient assisté à une pré-classe et avaient reçu dans ce contexte une formation de yoga avec le président de la présidence. Comme la classe de l'instructeur avait été divisée en groupes de soutien pendant la période de formation, sept autres enfants d'âge préscolaire ont participé à la formation, de sorte que le nombre total d'enfants enseignés était de 35. Cependant, seuls les résultats des 28 enfants ayant fréquenté la première année ont été évalués.

Pour des raisons d'organisation, le temps de formation a dû être réparti sur 20 séances d'entraînement de 30 minutes chacune (20 x 1/2 heure, deux fois par semaine). La formation s'est déroulée alternativement dans la salle de classe et dans le gymnase. Les résultats ont été enregistrés avec le HAKI avant et après mesure (voir les résultats à l'annexe 9). La figure 7 illustre le pourcentage de variation des valeurs mesurées dans les tests individuels du HAKI en fonction de la valeur initiale mesurée.

Fig. 7: Performances motrices du HAKI - 4. Examen préliminaire

En conséquence, il a pu être démontré que même après une période d'entraînement de 10 heures, les performances motrices du groupe de test étaient supérieures à celles du groupe de comparaison. Le hasard des différences de performances motrices observées lors de l'examen préliminaire 3 pourrait donc être exclu avec une grande certitude.

Le niveau de référence moyen dans les tests de performance motrice au début de l'expérience était déjà significativement plus élevé dans le groupe de tests que dans le test 4 dans tous les tests individuels par rapport au groupe de comparaison1 (voir annexe 9). La post-mesure a montré de meilleurs résultats moyens dans le groupe expérimental dans tous les tests individuels que dans le groupe de comparaison. De plus, le groupe expérimental a pu améliorer encore plus leurs performances et s'améliorer davantage que le groupe de comparaison au cours de la période d'essai en termes de pourcentage.

Afin de déterminer la satisfaction des participants par rapport à la version actuelle du programme de formation, la question sans réponse de l'enfant a été posée: "Comment avez-vous aimé le yoga?" Sur les 26 enfants présents, 12 (46%) ont répondu «très bien» et 14 (54%) avec «bon». Etant donné que la différenciation se fait selon un schéma approximatif du groupe d'âge examiné et que les expressions "bon" et "très bon" représentent des catégories interchangeables, le résultat indique une très grande satisfaction des enfants pour les participants.

Compte tenu des résultats des enquêtes préliminaires, le programme de formation décrit au point 4.1 a été mis au point en août 2000 pour les écoliers âgés de 5 à 10 ans. Cela a été suivi par une évaluation de la réussite liée à l'efficacité de la formation.

4.2.1.4 Résultats de l'évaluation formative

Au cours de l'évaluation formative, un programme de formation standardisé pour les enfants a été développé et testé dans différentes situations. Les résultats suivants ont été trouvés:

• Examen préliminaire 3: La classe avec une formation de yoga a de meilleurs scores que la classe de formation psychomotrice en post-mesure dans le test d'aptitudes motrices.

• Examen préliminaire 4: la performance motrice augmente dans le groupe test avec l'entraînement de yoga en pourcentage plus que dans le groupe de comparaison sans entraînement particulier.

• Enquête préliminaire 3: à peu près au même niveau de concentration moyen dans les deux groupes étudiés et dans un seul post-mesure de la performance de concentration dans le groupe avec yoga entraînant aucun enfant dans la fourchette inférieure à la moyenne, dans le groupe de comparaison avec deux enfants psychomoteurs. Dans le groupe avec une formation de yoga, deux enfants se situent plus dans la fourchette supérieure à la moyenne que dans le groupe avec une formation psychomotrice. Le nombre d'enfants dans l'intervalle moyen est congruent dans les deux groupes.

• Examens préliminaires 1, 2 et 3: la formation peut être dispensée par différents instructeurs possédant une qualification d'instructeur de yoga.

• Examens préliminaires 3 et 4: la formation peut être effectuée en classe à l'école.

• Examens préliminaires 3 et 4: la formation peut être effectuée avec des enfants âgés de 5 à 8 ans.

• Examen préliminaire 4: la formation telle que présentée est évaluée positivement par des enfants âgés de 6 à 8 ans.

Les hypothèses suivantes ont été dérivées:

• La formation dans sa forme actuelle est bien accueillie par les enfants de tout âge scolarisés dans le primaire.

• Au cours de la période de formation, le groupe expérimental peut s'attendre à des améliorations bien plus importantes de la motricité et de la flexibilité que dans le groupe de comparaison.

• En termes de concentration, on peut supposer que l'entraînement au yoga n'apporte pas de gains de performance inférieurs à ceux de l'entraînement avec la psychomotricité.

4.2.1.5 Brève description de l'évaluation formative

Tableau 17: VUE D'ENSEMBLE DE L'ÉVALUATION DU FORMAT

Procédures de test des variables dépendantes

1. Examen préliminaire (2/00 - 4/00)

Cours VHS 1 Cours VHS 2 Observation systématique du moteur

Groupe expérimental avec formation Groupe expérimental avec formation

n 12: w 11, m 1 n 16: w 15, m 1

adulte

Expérience précédente: pas d'adultes

Expérience précédente: oui

gestion:

Yoga gestion des enseignants:

professeur de yoga

2. Examen préliminaire (5/00 - 7/00)

Pratique pour les enfants et

habiletés motrices pédopsychiatrie

HAKI

Groupe expérimental avec formation

pré poste

n 4: w 2, m 2

8 ans, expérience précédente: aucune

Chef: professeur de yoga

(Employé en pratique)

Procédures de test des variables dépendantes

3. Etude préliminaire (4/00 et 7/001)

activité motrice

concentration

HAKI

FTF-K

École 1

Groupe expérimental avec groupe de comparaison de formation de yoga avec

formation alternative

poste de poste

n 18: w 7, m 11 n 17: w 8, m 9

5 à 7 ans, expérience précédente: non 5 à 7 ans,

Expérience précédente: aucune

gestion:

Professeur de classe (avec

Yogausbildung) Administration:

Professeur de classe (avec

formation psychomoteur)

4. Examen préliminaire (4/00 - 7/00)

École 1

activité motrice

Satisfaction des participants des enfants

HAKI

Enquête orale

Groupe expérimental avec formation de yoga Groupe témoin sans formation

Avant Après Avant Après

n 282: w 13, m 15 n 27: w 13, m 14

6 - 8 ans, expérience précédente: 10 6 - 8 ans

Chef: enseignant

4.2.2 Évaluation Succès

L'évaluation du succès a duré une année scolaire de septembre 2000 à mai 2001 et a été effectuée dans deux écoles, ci-après dénommées l'École 1 et l'École 2. Il a été réalisé avec 93 enfants (sélection de l'échantillon, voir 4.2.3), dont 61 enfants ont suivi le programme de formation:

• Avec 29 enfants de classes parallèles au préscolaire, répartis en un groupe expérimental (n 151) et un groupe comparatif (n 14) à l'école 1.

• Avec 28 enfants de 2e année à l'école 12.

• Avec 36 enfants de classes parallèles d'une 4e année, divisés en un groupe expérimental (n18) et un groupe comparatif (n18) à l'école 2.

4.2.2.1 Considérations de base pour l'enquête

conception

Des variables inquiétantes peuvent résulter de la mise en œuvre dans différentes écoles, dans différents groupes d'âge, de l'expérience antérieure des sujets avec le yoga et de différents instructeurs de cours. Si le groupe de comparaison ne reçoit pas de formation, l'interaction sociale liée à la formation peut avoir des effets, qui peuvent être plus importants chez les enfants peu écoutés à la maison que chez les enfants, qui reçoivent l'attention et l'attention du foyer de leurs parents. Afin d'exclure autant que possible les variables perturbatrices de la situation sociale de l'expérience, une situation identique au maximum a été recherchée dans le groupe expérimental et le groupe témoin. Dans le but de créer des conditions similaires dans les groupes expérimental et de comparaison, l'une des préoccupations était que le groupe de comparaison reçoive une formation alternative à la formation évaluée, les mesures de formation devant différer les unes des autres avec le moins de variables possible. Une comparaison est utilement faite selon Hager (1995) avec un programme alternatif sérieux utilisé dans la pratique et / ou dont l'efficacité a déjà été démontrée.

Les deux conditions, la situation au maximum identique dans le groupe expérimental et le groupe témoin et une formation alternative pour le groupe de comparaison, remplissaient les classes parallèles préscolaires à l'école 1. Les enfants d'âge préscolaire sont scolarisés ne parle que l'allemand, ainsi que les enfants excessivement actifs et peu coordonnés en motricité et dont la capacité de concentration est insuffisamment développée. Les écoles maternelles ont pour tâche de compenser les inconvénients propres à la classe et de préparer de manière ludique les enfants aux exigences de l'école. La promotion du dépassement du retard de traitement englobe à la fois les domaines moteur, émotionnel, social et cognitif. L'objectif déclaré est une amélioration complète de la capacité d'apprentissage, car on peut envisager sa capacité de concentration. On peut donc supposer que, dans le cadre des options disponibles - en particulier dans des conditions expérimentales - tout a été fait dans le groupe expérimental et le groupe témoin pour atteindre cet objectif.

Le facteur d'attention supplémentaire qui pouvait pousser les enfants à des réalisations spéciales était contrôlé par les deux cours enseignés par leur enseignant de classe respectif; par conséquent, aucune attention supplémentaire n'était accordée aux essais ou aux groupes de pairs.

Dans l'ensemble, la situation dans les deux classes préliminaires peut être considérée comme suffisamment comparable en termes d'interaction sociale et des autres conditions cadres pertinentes des deux cours de formation.

La situation de la première année à l'école 1 remplissait également la deuxième condition de formation alternative du groupe de comparaison, car elle était promue avec la psychomotricité. La promotion psychomotrice est une formation établie dans le domaine du financement. En tant qu'objectif général de l'éducation psychomotrice, Schulke-Vandre (1982) définit "l'éducation par le mouvement", la promotion globale de la personnalité de l'homme par l'action du mouvement.

Les mesures de formation dans le groupe expérimental et dans le groupe de comparaison reposent sur des objectifs similaires en ce qui concerne l'objectif souhaité de promotion globale du corps et de l'esprit1 et dans la mise en œuvre didactique et peuvent donc être considérées comme comparables à tous égards essentiels.

La principale différence entre la formation évaluée et la formation alternative est la méthode utilisée. Le traitement de l'exercice psychomoteur est axé sur l'excitation de l'exercice avec des suggestions de la perception, de l'amplitude de mouvement et du domaine émotionnel-social (voir Zimmer 1999, p. Dans le programme de formation évalué, le travail est beaucoup plus direct et ciblé sur le corps2 que d'habitude dans le soutien psychomoteur. C'est différent

Degré d'intervention périphérique1. L'excitation des exercices psychomoteurs se concentre sur la disposition spécifique de l'environnement externe. Dans le programme de formation évalué, le stimulus de l'exercice consiste à amener les enfants dans des postures spécifiques et à recevoir des instructions précises pour leur exécution. La structuration ne se fait pas via une offre matérielle externe, mais sur la séquence de postures donnée. Le matériel est les postures. Au premier plan se trouve la pratique courante, l'exécution conjointe d'attitudes, où la liberté dans la manière d'exécuter des exercices individuels, étant donné que les enfants sont expressément encouragés à pratiquer leurs particularités individuelles. Parallèlement, un objectif d'apprentissage spécifique est poursuivi - la médiation d'un répertoire de postures supposant un effet de transfert positif sur la concentration (voir 4.1.2.4).

L'étude ayant été menée sur le terrain et visant principalement à déterminer le spectre d'action d'une activité d'entraînement, il n'a pas été possible de comparer le programme axé sur le corps évalué à un programme d'entraînement psychomoteur également documenté. Bien que l'entraînement psychomoteur se fonde sur les principes susmentionnés de la promotion psychomotrice, mais pas selon un programme d'entraînement spécial.

conception expérimentale 4.2.2.2

On choisit un schéma d'examen dans lequel un examen de base est complété par deux groupes de contrôle supplémentaires. La situation dans l'enquête de base est caractérisée par des conditions identiques au maximum dans les groupes expérimental et de comparaison. La situation dans les groupes de contrôle supplémentaires diffère selon les variables de la situation dans l'examen de base (autre instructeur, situation scolaire différente, situation de salle différente, expérience antérieure des participants, groupe d'âge des participants, pas de formation alternative dans les groupes de comparaison). Par conséquent, ils remplissent principalement la fonction de permettre de clarifier d'autres questions de l'enquête et d'exclure toute incertitude quant à l'interprétation des constatations en raison du faible échantillon de l'enquête de base.

L'étude de base consistera en une étude avec essai et groupe de comparaison avec Des classes parallèles au préscolaire à l'école 1 ont été effectuées. Le groupe expérimental reçoit une formation avec le programme axé sur le corps, le groupe de comparaison une formation alternative avec psychomoteur. Les recherches portent principalement sur les effets de l'entraînement sur la concentration et la performance motrice. En outre, la satisfaction des enfants des participants est examinée.

Le groupe témoin 1 est réalisé avec des enfants de 7 à 8 ans ayant déjà suivi une formation de yoga (20 x 1/2 heure, 2 fois par semaine) lors du 4ème examen préliminaire avec la version précédente du programme orienté corps de la première classe. qui continuera à apprendre la deuxième année avec la version mature du programme1.

Les résultats de ce groupe de contrôle devraient aider à répondre aux questions suivantes:

1. La forme de yoga choisie est-elle généralement attrayante pour les enfants de 7 à 8 ans?

2. La formation est-elle acceptée par les parents des enfants?

3. Comment la formation est-elle jugée par l'enseignant de la classe?

Le groupe de contrôle 2 est mené à l'école 2 (voir 4.2.3.1) par un formateur externe. Les résultats devraient aider à clarifier les questions:

1. La forme de yoga choisie est-elle également attrayante pour le groupe d'âge des 9 à 10 ans?

2. L'acceptation de la formation par les enfants dépend-elle de l'instructeur?

3. Comment la formation est-elle jugée par l'enseignant de la classe?

4. Existe-t-il une augmentation de la performance motrice dans un groupe expérimental dans d'autres conditions d'entraînement?

Un autre intérêt concerne le comportement social dans les groupes expérimentaux, le comportement indépendant des enfants en matière d'exercice et les exigences de qualification pour les instructeurs.

4.2.2.3 Plan variable

Tableau 18: PLAN DES VARIABLES DE L'ÉTUDE DE BASE (AVANT CLASSE)

Variables indépendantes

• Groupe expérimental avec formation, groupe de comparaison avec formation alternative

• Temps de mesure: Pré, Post 1, (Post 21)

? Variables dépendantes

- concentration
- habiletés motrices
- Satisfaction des enfants des participants

Les enfants des groupes de contrôle 2 (2e année) et 3 (4e année) ont reçu la même formation que les enfants de l'examen initial. Les variables dépendantes suivantes ont été examinées dans les groupes de contrôle supplémentaires:

Groupe de contrôle 2: Satisfaction des participants 7 - 8 ans

Acceptation de la formation des parents

Acceptation de la formation par l'enseignant de la classe

Groupe de contrôle 2: habiletés motrices

Satisfaction des participants Enfants de 9 à 10 ans

Acceptation de la formation par l'enseignant de la classe

Dans les trois classes suivies, le comportement social et l'exercice indépendant ont été observés.

4.2.2.4 Brève description de l'évaluation du succès

Tableau 19: APERÇU DE L'ÉVÉNEMENT DE RÉUSSITE

Examen de base (9/00 - 5/01) Personne à charge

Méthode d'essai variable

École 1

concentration

activité motrice

la satisfaction des participants

Enfants de 5 à 7 ans

FTF-K

HAKI

questionnaire destiné aux étudiants

Groupe expérimental avec

Groupe de comparaison de formation de yoga avec formation alternative

Pré post post 21 pré post post 2

n 15 (14) 2 (w 8, m 6) n 14 (w 7, m 7)

5 à 7 ans 5 à 7 ans

Chef: enseignant de classe avec une formation de yoga. Chef: enseignant de classe avec une formation de psychomoteur.

Groupe de contrôle 1 (9/00 - 12/00)

Satisfaction des participants de l'école 1

Enfants de 7 à 8 ans

Acceptation de la formation des parents

Acceptation de la formation des enseignants - Questionnaire de l'élève

questionnaire du personnel enseignant

lettre aux parents

lettre aux parents

questionnaire du personnel enseignant

Groupe expérimental avec formation de yoga

courrier

n 28: w 13, m 15

7 à 8 ans, expérience précédente: tous

Chef: professeur de l'école3 (= avec Yogausbildung)

Groupe de contrôle 2 (8/00 - 12/00)

Satisfaction des participants Enfants de 9 à 10 ans

Acceptation de la formation de l'enseignant

activité motrice

questionnaire destiné aux étudiants

classement

Documentation photographique

questionnaire du personnel enseignant

questionnaire du personnel enseignant

HAKI

École 2

Groupe expérimental avec formation de yoga Groupe témoin sans formation de promotion

Avant Après Avant Après

n 18 (l 11, m 7)

9 à 10 ans

Expérience précédente: 10

n 18 (l 11, m 7)

9 à 10 ans

Expérience précédente: all1

Chef: professeur de yoga externe

4.2.3 Sélection de l'échantillon et expérimentateur

L'étude de base et le groupe témoin 1 ont été menés dans une école primaire de Berlin-Kreuzberg, ci-après dénommée «école 1». Le contact avec l'école a suivi la première session "Yoga pour enfants / Yoga dans les écoles" à l'Université d'Essen le 3 octobre 1999 (voir 2.1.2.5). La formation dans le groupe témoin 2 a eu lieu dans une autre école primaire à Düsseldorf, ci-après dénommée école 2. Le contact avec cette école résultait d'un projet scolaire dans lequel l'auteur avait effectué une formation de yoga.

4.2.3.1 Description des écoles impliquées

Ecole 1: école primaire à Berlin-Kreuzberg

La proportion de migrants dans cette école de Berlin-Kreuzberg est supérieure à la moyenne. Sur un total de 380 enfants, 214 sont non allemands, principalement turcs. Les enfants sont dans les classes préscolaires lors de la visite de l'école préparé.

L'école est bien équipée. Les bâtiments scolaires, les cours d'école et les salles de classe sont esthétiquement agréables. Il existe un mur d'escalade et divers dispositifs favorisant la perception et la coordination corporelle. Les couloirs sont également axés sur les enfants et les mouvements (photos 5 et 6).

Un espace de loisirs et une cafétéria sont disponibles. En plus d'une salle de sport, une salle de sport légèrement plus petite offrant une atmosphère agréable est disponible. Pour le cours de yoga, des tapis de yoga enduits de fourrure ont été achetés.

Il y a une bonne compréhension entre les enseignants. Les enseignants sont pour la plupart désireux d'expérimenter et ont une attitude positive à l'égard des mesures promotionnelles. L'âge moyen du collège est de 48 ans. Il existe un large accord sur les principes pédagogiques. Une grande partie de l'effort pédagogique est centré sur la transformation de corvées difficiles en coexistence pacifique. Le collège s'efforce de donner à tous les enfants le sentiment de réussir. Des services devraient également être fournis, mais la pression d'exécution est rejetée. Entre 30% et 50% des élèves accèdent aux écoles secondaires par cycle, la proportion d'enfants allemands étant prédominante. Une grande partie du collège s'efforce d'accroître la motivation au moyen d'offres attrayantes et de rendre justice à tous les enfants grâce à une approche différenciée. De nombreuses préparations supplémentaires sont acceptées. Le nombre de congés de maladie est faible, mais les places nécessaires pour les représentations manquent, de sorte que 2 à 3% des cours en moyenne par mois échouent.

La direction de l'école est ouverte aux cours de yoga. Le yoga pour les enfants est proposé par un enseignant de pré-classe avec une éducation spéciale au yoga dans le cadre de l'enseignement régulier et sous forme AG. Les expériences avec le yoga sont positives. Les élèves et les parents recommandent expressément de remettre en question la poursuite du cours de yoga. Entre-temps, certains enseignants du collège ont intégré à leurs cours certains exercices de yoga présentés par le responsable de la classe (versets avec mouvements, histoires de rêves).

L'école jouit d'une excellente réputation. Pour cette raison, même les parents qui ne sont pas dans la zone de recrutement de l'école, aiment inscrire leurs enfants ici. Ainsi, mis à part une grande partie des parents qui ne sont pas intéressés, il existe également une parentalité engagée.

Environnement social

Au cours des dix dernières années précédant la chute du mur de Berlin, Kreuzberg disposait d'un climat favorable à la mise en œuvre de projets de réforme, ce qui a également profité à l'école 1, dotée de ressources financières généreuses.

Dans le même temps, les problèmes d'éducation dans les ghettos sont évidents. Les immigrés turcs vivent en partie déjà dans la troisième génération en grande partie entre eux. En conséquence, les enfants nés en Turquie n'ont souvent pas ou très peu de compétences en allemand lors de la scolarisation. L'élimination des subventions pour Berlin et la crise financière actuelle ont réduit la portée financière du Sénat, ce qui se reflète également dans la politique de l'école. Aujourd'hui, Berlin est l'un des pays où l'éducation par habitant est la plus basse en Allemagne.

Sujets et expérimentateur à l'examen de base

Les sujets sont des enfants d'âge préscolaire âgés de cinq à sept ans. Le groupe de contrôle est composé d'élèves de la classe parallèle.

L'expérimentateur est le gestionnaire principal. Elle a acquis sa qualification professionnelle et son expérience dans la pratique du yoga après 15 ans de pratique du yoga, une formation de deux ans à l'Académie allemande de yoga de l'énergie et une formation continue.

Sujet et chef du groupe de contrôle 1

Les sujets sont des enfants de deuxième année âgés de sept à huit ans qui ont suivi une formation de yoga dans le cadre de l'examen préliminaire 4 lors de leur première année. L'expérimentateur est le chef de file, qui effectue également l'enquête de base. Dans le groupe de contrôle 1, elle effectue la formation dans la classe d'un collègue qui n'a aucune expérience en yoga et est présent tout au long du procès.

évaluer la situation

Examen de base: Selon l'enseignant, 11 enfants sur 15 dans la classe présentent des problèmes de comportement (voir 5.1.3). Avec les méthodes qu'elle a choisies, l'enseignante se débrouille bien avec la classe malgré cette situation problématique. De courtes séquences de promotion de l'activité physique et des jeux d'apprentissage social sont utilisés quotidiennement. La situation de la classe est jugée très agréable par l'enseignante. C'est ce qu'elle a déclaré à une "classe silencieuse". La formation se déroule dans une atmosphère sereine, tant en classe qu'au gymnase.

Examen préliminaire 4: Malgré des problèmes de comportement, il n'existe aucun problème de discipline la classe. La formation se déroule dans une atmosphère sereine, en alternance dans la salle de classe et dans la salle de sport, avec un arrangement circulaire de tapis d'exercice.

Groupe de contrôle 1: Malgré des problèmes de comportement fréquents, l'enseignant se débrouille bien avec la classe, il n'y a pas de problème de discipline. L'entraînement se déroule dans le gymnase de l'école dans une atmosphère décontractée avec un arrangement circulaire de tapis d'exercice.

Ecole 2: école primaire à Düsseldorf

La situation dans cette école est caractérisée par la réunion de nombreux facteurs excitants et stressants. Au moment de l'examen, 230 enfants de 23 nationalités différentes seront enseignés. La proportion d'enfants migrants issus de différents milieux se situe toujours autour de 50% dans les classes. Les étudiants dont les parents sont allemands sont pour la plupart issus de familles socialement défavorisées. De nombreux étudiants ont connu des séparations de leurs parents, de la violence ou des tensions sociales. Le roulement à l'école est élevé. Dans la plupart des classes, il y a entre deux et trois enfants, dont certains ont de graves troubles du comportement qui perturbent gravement la classe. Beaucoup d'enfants sont sous traitement psychologique. Le besoin de prise en charge psychologique à l'école n'est pas couvert par l'offre.

Il y a des lacunes dans l'équipement matériel de l'école. Par exemple, les fonds disponibles pour le nettoyage des vitres sont insuffisants et les réserves pour les achats ou les mesures d'embellissement sont insuffisantes. Le bâtiment et la cour d'école donnent une impression fonctionnelle, pas très esthétique

La situation des effectifs de l'école est mauvaise. Pendant plus d'un an, un poste vacant de vice-président n'a pas pu être pourvu. Il n'y a pas d'enseignants spécialisés en religion et en musique.

L'administration de l'école a fait preuve d'une grande ouverture d'esprit à l'égard des mesures de soutien. Dans le cadre du projet Muse de la Fondation Yehudi Menuhin, l'école a été la première école allemande à recevoir une subvention. Dans le cadre du projet Muse, une formation de yoga pour les élèves a également été organisée à l'école.

Environnement social

Le centre-ville de Düsseldorf se caractérise par une ségrégation dans différents milieux résidentiels. L'école est située dans un quartier résidentiel ayant des besoins particuliers en matière de rénovation.

Sujets et expérimentateur du groupe de contrôle 2

La formation est dispensée aux 9-10 ans de 4e année. Dix des enfants qui fréquentent encore l'école en raison du taux de rotation élevé de la classe de première année initiale ont déjà une expérience de yoga dans une formation de yoga menée par l'expérimentateur dans le cadre de la classe de Muse 1.

La fonction de l'expérimentateur reprend l'auteur. L'expérimentateur travaille depuis six ans en tant que professeur de yoga en éducation des adultes et a déjà travaillé avec des groupes cibles spécifiques et avec des enfants. Elle a acquis la qualification professionnelle pour pratiquer le yoga au cours de ses 17 années de pratique du yoga et de sa formation de trois ans à la Society for Humanities Education (GGF) de Düsseldorf conformément aux directives de la European Yogaunion (EYU).

Situation de l'enquête dans le groupe de contrôle 2

L'enseignant de la classe a décrit la situation de la classe comme extrêmement problématique au début de l'expérience. La classe est considérée comme la plus difficile de l'école. Dans la classe sont des enfants de sept nationalités différentes. Un garçon présentant un trouble du comportement certifié a récemment rejoint la classe et domine tout le groupe. Les affrontements violents sont à l'ordre du jour. Le ton est grossier, caractérisé par les pires paroles.

La formation a lieu en classe. Les perturbations du processus résultent de problèmes de discipline, aggravés par l'absence temporaire répétée du professeur principal.

4.2.4 Inventaire des méthodes pour la collecte de données

Dans la mesure du possible et dans la mesure des possibilités, l'étude était basée sur des tests de performance normalisés et normalisés fondés sur la théorie des tests. Dans les circonstances, seules des procédures de test faciles à utiliser et réalisables dans les délais étaient possibles. Les procédures standard de test de diagnostic moteur1 se sont révélées inappropriées dans le contexte de l'enquête, car elles nécessitent soit l'utilisation d'aides complexes, soit une longue période de mise en œuvre.

Lors de l'évaluation de la performance de concentration, la difficulté était que, pour différents groupes d'âge, différentes procédures de test devaient être utilisées, qui n'étaient pas ou pas suffisamment compatibles les unes des autres, car elles représentaient souvent des capacités différentes. La mesure de la concentration a donc été limitée aux zones préscolaires, où le test de concentration quinquennal de Francfort (Raatz / Möhling 1971) a été utilisé.

Le test d'attitude chez les enfants (Bös / Breithecker 2001) pour l'enregistrement des habiletés motrices et la liste de problèmes de comportement de Bamberger Bien qu'ils n'aient pas été publiés au moment de l'expérience, ils étaient arrivés à une maturité telle qu'une publication était imminente. Les dernières versions ont été utilisées au moment de l'expérience.

Pour enregistrer la satisfaction des enfants des participants et l'acceptation de la formation des parents et des enseignants, des questionnaires distincts ont été utilisés pour l'examen (voir annexes 5 et 6). Une autre méthode consiste à évaluer les leçons et le tuteur par les enfants du primaire de 4e année ayant déjà une expérience en évaluation.

Dans la description suivante des méthodes de test, les variables pertinentes sont indiquées en italique dans le texte.

Test FTF-K Frankfurt pour la concentration sur cinq ans

La concentration est mesurée par le test de concentration de Francfort sur cinq ans FTF-K, qui a été mis au point pour mesurer la concentration des enfants âgés de 5 à 6 ans. Le test saisit la capacité de se concentrer momentanément. Ceci est déterminé par un test de barrage qui consiste à ne rechercher que les poires des pommes et des poires enregistrées. Le résultat du test est basé sur le nombre de poires correctement barrées sur une durée de test de 90 secondes. Pour l'évaluation, une valeur finale est déterminée pour chaque enfant. Elle résulte du nombre de poires correctement barrées, ajustées pour une valeur de correction spécifique au sexe et à l'âge. Sur la base des valeurs finales, les résultats des enfants d'une classe peuvent être comparés. Pour voir comment chaque enfant se compare à d'autres enfants de cinq ans, les valeurs finales sont attribuées aux valeurs de comparaison. Les valeurs comparatives sont basées sur des études portant sur 1170 enfants âgés de cinq ans et provenant de différentes institutions préscolaires allemandes. Elles sont basées sur les performances normalement possibles dans différents groupes d'âge, qui sont classées dans les catégories inférieure, moyenne et supérieure à la moyenne.

La valeur de comparaison résulte de la valeur finale déterminée pour chaque enfant comme suit:

Valeur finale (plage) valeur de comparaison

 0 - 22 Inférieur à la moyenne (26%)

23 - 32 Moyenne (49%)

33 - 48 Supérieur à la moyenne (25%)

33-48

Le FTF-K répond aux critères de qualité des tests d'objectivité, de fiabilité et de fiabilité. L'objectivité d'évaluation du test est au maximum élevée, car le type de tâche indique clairement le nombre de solutions correctes pour un enfant. L'estimation de la fiabilité en utilisant la méthode de répétition de test était de r = 0,79 pour les mesures d'une demi-heure, la corrélation entre le test et le réessai r = 0,85 après trois semaines et un coefficient de corrélation de 1 - 0,53 à un après sept mois. Augmentation de l'exercice de 8,9 points. Pour estimer la validité empirique, le jugement de l'enseignant sur la capacité de concentration (N = 201 enfants) a été recueilli. La corrélation entre le test et l'évaluation de l'enseignant était de r = 0,33.

Pour la présente étude, les valeurs finales sont utilisées pour déterminer le pourcentage d'enfants d'une classe pouvant être affectés aux catégories décrites ci-dessus au moment de la mesure. Une comparaison des résultats de mesures répétées est effectuée.

Test d'attitude HAKI pour les enfants

Les données sur la fonction motrice variable sont enregistrées avec le test d'attitude pour les enfants HAKI (Bös / Breithecker 2001). Le protocole de test HAKI (voir annexe, annexe 3) a été mis au point dans le contexte de problèmes posturaux croissants chez les enfants et sert à vérifier le fonctionnement des muscles chez les enfants des écoles primaires. Les résultats permettent de faire des déclarations sur l'état spécifique, la faiblesse et le raccourcissement de groupes musculaires spécifiques, particulièrement pertinents pour la structure posturale: les muscles du dos, de l'abdomen et du fessier et les muscles de redressement de la ceinture scapulaire. Le test peut être utilisé pour identifier les besoins de financement à un stade précoce et pour suivre les changements de performance lors de l'évaluation des mesures de formation.

Le HAKI est basé sur une série de six tests individuels. Lorsque le test a été effectué, le test était presque terminé. Le présent travail est basé sur la dernière version provisoire de l'Institut des sciences du sport de l'Université de Karlsruhe. Dans le cadre des travaux d'examen, l'Institut des sciences du sport de l'Université de Francfort avait déjà examiné les critères de qualité des tests d'objectivité, de fiabilité et de validité, ainsi que de praticabilité et de normabilité.

Tableau 20: DESCRIPTION DES ESSAIS INDIVIDUELS DANS LE HAKI

Essai 1: Armvorhaltetest after Matthias

But de l'étude: pouvoir de maintien, posture, coordination de maintien. Mise en œuvre: En position debout, les bras sont levés vers l'avant de manière à créer un angle droit entre le tronc et les bras. Taille standard: 30 secondes en position active sat se tenait, ou le temps du quart.

Test 2: Remonter le dos

But de l'étude: Force des muscles abdominaux sans fléchisseur de hanche. Mise en œuvre: À partir du dos, les pieds sont placés contre le mur de manière à créer un angle de 90 ° entre la cuisse et le tronc, ainsi qu'entre la cuisse et la jambe. Les bras sont croisés devant la poitrine. Le sujet retrousse le plus possible le haut de son corps. Ligne directrice: temps de détention réel.

Test 3: élasticité du fléchisseur de hanche

Objet de l'étude: élasticité ou raccourcissement du fléchisseur de la hanche et de la musculature antérieure de la cuisse.

Exécution: Les pieds sont recouverts des deux mains à partir de la position couchée. Avec les genoux fermés, les genoux sont levés.

Taille standard: Distance au sol en centimètres.

Test 4: Courbure vers l'avant

Objectif: mobilité pelvienne pour détecter le raccourcissement des ischio-jambiers et la torsion de la colonne vertébrale. Exécution: La personne testée est debout sur le bord d'une boîte ou d'une table, les jambes parallèles et droites. Le sujet penche le haut de son corps vers l'avant et tente de descendre le plus possible du bout des doigts. Les jambes restent étirées.

Taille standard: Distance à la caisse ou au bord de la table en centimètres.

Test 5: Soulevez le haut du corps de la position couchée

Objectif: la force des muscles postérieurs.

Exécution: Le sujet est couché sur une boîte ou une table et a les bras croisés au cou. Le bord de la boîte ou de la table est situé au-dessus de l'os pelvien faisant saillie latéralement. Le haut du corps pend en avant. Les jambes sont stabilisées par l'assistant. Le haut du corps est élevé à l'horizontale.

Ligne directrice: temps de détention réel.

Test 6: Push-up

But de l'étude: Puissance de la ceinture scapulaire et des muscles du bras. Exécution: Le sujet est couché sur le sol. Les mains se touchent dans le dos et les jambes sont fermées. Le sujet lève ses mains derrière son dos, les pose contre ses épaules et se soulève du sol jusqu'à ce que ses bras soient étirés. Une main vient du sol et touche l'autre main. Au cours de ce processus, seules les mains et les orteils sont en contact avec le sol, le dos est droit et le corps tendu. Ensuite, les bras sont repliés dans la position couchée et la position de départ est rétablie.

Benchmark: Le nombre de pompes correctement effectuées sur une période de 40 secondes. (Modification de la conception: push-up simple et de la référence: temps de maintien réel) 1.

À partir des données de performance des tests moteur, une moyenne de classe par test individuel est déterminée par temps de mesure. La valeur mesurée est le pourcentage de changement dans la mesure post 1 par rapport à la mesure préalable.

FORMULAIRE ÉTUDIANTS

Pour enregistrer la satisfaction des enfants par rapport aux participants, les étudiants sont invités à remplir un questionnaire (voir annexe 4), qui recueille la satisfaction des participants en répondant aux questions fermées suivantes:

• "Avez-vous aimé la formation de yoga?" (oui / non / parfois)

• "Voulez-vous continuer la formation de yoga?" (oui / non)

Le comportement de la pratique indépendante est déterminé par les questions suivantes:

• "As-tu pratiqué le yoga à la maison?" (oui / non)

• Si oui, à quelle fréquence (chaque jour / deux fois ou plus par semaine / moins d'une fois par semaine / jamais)

L'évaluation est faite en comptant les variables sélectionnées.

PRIX PAR ÉTUDIANTS

Afin de déterminer le degré de satisfaction des enfants vis-à-vis des participants, les élèves du groupe d'âge des 9 à 10 ans (groupe témoin 2) sont invités, après chaque session de formation, à noter la leçon et le moniteur. À la fin de chaque session de formation, ils reçoivent une note de classement contenant des options de coche pour les grades 1 à 6. La valeur moyenne dans la moyenne de la classe est utilisée comme variable mesurée. En outre, la notation de l'instructeur par les étudiants a lieu.

ENSEIGNANTS FORMULAIRE

À la fin de la formation, un questionnaire à l'intention des enseignants (voir annexe 5) sera présenté aux enseignants de la classe présents de manière homogène dans les unités de formation des groupes de contrôle 1 et 2 à la fin de la session de formation. Pour les variables concernées, les questions suivantes sont posées:

Satisfaction des participants des enfants:

• "Les enfants ont-ils apprécié les exercices?" (oui / non, remarque)

Acceptation de la formation des enseignants:

• Seriez-vous favorable à la poursuite du programme? (oui / non)

• Pensez-vous que le programme peut être facilement intégré dans la salle de classe? (oui / non, remarque)

• Suggérez-vous des changements dans le programme? (oui / non, remarque)

• À votre avis, le programme convient-il au groupe d'âge de votre classe tel qu'il est? (oui / non, remarque)

Comportement de pratique indépendant:• "Avez-vous eu l'occasion de constater que des enfants pratiquaient également le yoga en dehors des séances de formation?" (oui / non, remarque).

Comportement social:

• "Avez-vous observé que l'apprentissage social avait eu lieu pendant la pratique?" (oui / non, remarque)

L'évaluation est faite en comptant les variables sélectionnées. Les commentaires sont évalués qualitativement.

LETTRE PARENT

Les lettres des parents (annexe, annexe 6) fournissent aux parents des enfants du groupe de contrôle 1 des questions de réponses sur les variables concernées.

Acceptation de la formation des parents

• "Voulez-vous continuer le programme de yoga?" (oui / ne s'en soucie pas / non)

Comportement de pratique indépendant:

• Votre enfant pratique-t-il le yoga à la maison? (souvent / rarement / pas)

L'évaluation est faite en comptant les variables sélectionnées.

DOCUMENTATION PHOTO

À la fin de la formation, les enfants âgés de 9 à 10 ans sont encouragés à faire la démonstration de leurs exercices préférés. Ils sont photographiés dans les postures respectives. La documentation photographique fournit des preuves du comportement de la pratique indépendante en tant qu'indicateur de la satisfaction des participants. Une évaluation est qualitative.

BLVL - Bamberger Liste des problèmes de comportement des enseignants

Afin de déterminer la satisfaction des enfants à tendance comportementale chez les participants, les problèmes de comportement sont déterminés à l'aide de la liste de Bamberg des problèmes de comportement des enseignants (BLVL) (annexe, annexe 7). La BLVL a été développée à l'Université de Bamberg en tant que système de catégories de troubles du comportement, ce qui permet une évaluation simple et opportune des problèmes de comportement par les enseignants du primaire et pour le diagnostic psychologique à l'école.

Jusqu'à présent, 17 000 étudiants ont été interrogés avec la BLVL. La comparaison des résultats dans les trois régions de Bamberg, Stuttgart et Brandebourg a montré une grande cohérence dans les structures d'évaluation des enseignants. La publication de la BLVL était en préparation au moment de l'enquête, les travaux étaient basés sur la version du 12.02.1999.

IMC - Indice de masse corporelle

Pour déterminer la satisfaction des participants des enfants en surpoids dans les classes examinées, le poids corporel est enregistré avec l'indice de masse corporelle (IMC). L'utilisation de paramètres facilement mesurables comme la taille et le poids corporels et l'indice de masse corporelle dérivé (IMC = poids en kilogrammes (kg) / taille (m) ²) est désormais acceptée comme une mesure acceptable du poids dans le monde.

Au cours de l'enfance et de l'adolescence, l'IMC est influencé par les spécificités d'âge et de sexe en fonction des modifications physiologiques du pourcentage de masse grasse. Pour une orientation précise, les valeurs de normes liées à l'âge et au sexe doivent donc être prises en compte (voir AWMF 2000). Pour l'évaluation des données, nous avons utilisé la base de calcul de l'organisation suisse Minuweb, qui offre une évaluation des données relatives aux enfants d'après l'IMC sur Internet1.

Les résultats sont classés en fonction des pourcentages selon les catégories:

• Poids insuffisant (10% ont un IMC inférieur à cette valeur)

• plage normale (à 80% de l'IMC se situe dans cette plage)

• Surpoids (10% ont un IMC supérieur à cette valeur)

MINUTES HEURES

L'influence de la formation sur le comportement social étant assumée, les instructeurs effectuent une observation dans les trois classes qui complètent la formation, dans le but de déterminer l'influence de la formation sur le comportement social. À cette fin, des protocoles horaires sont produits à la fin des sessions de formation, qui sont évalués qualitativement.

Dans le groupe témoin 2, une observation de parcours supplémentaire avec un protocole d'observation a lieu. Le journal d'observation contient les questions suivantes:

• Combien d'enfants ont été concentrés pendant tout ce temps?

• Quand les premiers troubles ont-ils eu lieu?

• Quels exercices les enfants ont-ils effectués de manière motivée et concentrée?

• Quels exercices ont posé des problèmes?

4.3 Calendrier de l'évaluation

Ce qui suit est le calendrier exact de l'enquête.

Tableau 21: CALENDRIER DE L'ÉVALUATION

examen de base

Période 9/00 10/00 - 12/00 12/00 6

1,5 mois

Pre Training1 Post 1 no

Poste d'entraînement 2

les variables concentration

la concentration des habiletés motrices

activité motrice

Satisfaction des participants à l'égard de la concentration des enfants

Groupe de contrôle 1

Période 9/00 - 12/00 12/00

Poste de formation 1

Variables satisfaction des participants des enfants

Acceptation de la formation des enseignants

Acceptation de la formation des parents

Groupe de contrôle 2

Période 9 9/00 / 00-11 / 00 11/00

Poste avant la formation

Variables motricité satisfaction du participant des enfants au cours de la formation motricité

Satisfaction des participants des enfants

Acceptation de la formation de l'enseignant

5 résultats

Les résultats du test suivants sont utilisés pour répondre à la question:

• Satisfaction des participants des enfants dans les âges

groupes de 5 à 7 ans, 7 à 8 ans et 9 à 10 ans; Satisfaction des participants en fonction du poids, des problèmes de comportement et de l'instructeur;

• l'acceptation de la formation des enseignants;

- acceptation de la formation par les parents;

- comportement d'exercice indépendant;

- Concentration dans la comparaison avant, après 1 et après 2;

- habiletés motrices avant et après comparaison;

- comportement social;

- Qualification de l'instructeur.

5.1 Satisfaction des participants des enfants

Pour la satisfaction des participants, les résultats pour les différents groupes d'âge sont présentés ci-dessous.

Groupe d'âge des enfants de 5 à 7 ans

La satisfaction des participants des enfants âgés de 5 à 7 ans a été déterminée lors de l'examen de base avec le SCHÜLERFRAGEBOGEN.

A la question: "Avez-vous aimé la formation de yoga?" 15 enfants (100%) ont répondu «oui» à 1 réponses. A la question: "Voudriez-vous continuer la formation de yoga?" 15 enfants (100%) ont répondu "oui".

Groupe d'âge des enfants de 7 à 8 ans

La satisfaction des participants des enfants âgés de 7 à 8 ans a été déterminée dans le groupe témoin 1 avec le SCHÜLERFRAGEBOGEN.

A la question: "Avez-vous aimé la formation de yoga?" Sur 28 enfants, 22 (79%) ont répondu par "oui", un enfant (4%) par "non", 5 enfants (18%) par "parfois".

A la question: "Voudriez-vous continuer la formation de yoga?" 27 enfants (96%) ont répondu par "oui", 1 enfant (4%) par "non".

La question: "Les enfants ont-ils apprécié les exercices?" dans le QUESTIONNAIRE D'ENSEIGNANT, l'enseignant de la classe a répondu "oui".

Groupe d'âge des enfants de 9 à 10 ans

La satisfaction des participants des enfants âgés de 9 à 10 ans a été déterminée dans le groupe témoin 2 avec le SCHÜLERFRAGEBOGEN. A la question: "Avez-vous aimé la formation de yoga?" Sur 17 (sur 18) enfants, 9 (53%) ont répondu par "oui", 8 (47%) par "parfois" et aucun enfant (0%) par "non".

A la question: "Voudriez-vous continuer la formation de yoga?" 16 enfants (94%) ont répondu par "oui", un enfant (6%) par "non". L'enfant, qui ne voulait pas continuer, a déclaré en même temps qu'il aimait parfois l'entraînement et a appelé certains exercices préférés.

Vous trouverez d'autres preuves de la satisfaction des participants dans ce groupe d'âge dans la section CITATIONS PAR ÉLÈVES, qui est la suivante:

Heure 1 2 3 4 5 6 7 8 91 Score total

yoga

1,0 1,2 1,3 1,3 1,7 1,6 1,5 2,5 2,3 1,6

La question: "Les enfants ont-ils apprécié les exercices?" dans le QUESTIONNAIRE D'ENSEIGNANT, l'enseignant titulaire répondait "oui", avec la remarque "sauf quelques exceptions".

Tous les enfants âgés de 5 à 7 ans ont évalué la formation de manière positive et souhaitaient une suite.

Les enfants âgés de 7 à 8 ans ont évalué l'entraînement de manière positive. Les restrictions venaient d'un enfant. La supposition positive de la formation par les enfants a été confirmée par la déclaration de l'enseignant de la classe.

Dans la tranche d'âge des 9-10 ans, la formation a reçu une note positive. À une exception près, les enfants voulaient continuer la formation. Une grande satisfaction des participants à la formation a été donnée. L'hypothèse généralement positive de la formation par les enfants a été confirmée par la déclaration de l'enseignant de la classe.

5.1.1 Satisfaction des participants en fonction du poids corporel

Afin de déterminer la satisfaction des participants concernant les enfants en surpoids, la proportion d'enfants obèses à l'examen initial et dans les groupes de contrôle 1 et 2 a été déterminée à l'aide de l'IMC (indice de masse corporelle) et la satisfaction des participants a été déterminée en fonction du poids corporel.

La figure 8 illustre la répartition en pourcentage du poids corporel des sujets dans les groupes étudiés selon les catégories de poids normal, d'embonpoint et d'insuffisance pondérale.

Fig. 8: Pourcentage d'enfants en surpoids

Tableau 2: Répartition du poids dans les groupes étudiés

Poids normal Sur-

n poids insuffisance pondérale

Examen de base 12 2 1 15

Groupe témoin 1 20 7 1 28

Groupe de contrôle 2 12 6 - 18

Tous les groupes d'âge comprenaient les enfants en surpoids. Les graphiques illustrent une augmentation de l'obésité avec l'âge. Selon les catégories de l'indice de masse corporelle (IMC), la proportion d'enfants en surpoids est de 13% dans le groupe d'âge des 5 à 7 ans, de 25% dans le groupe d'âge des 8 à 9 ans et de 33% dans le groupe d'âge des 9 à 10 ans. , Sur 61 enfants examinés, 15 (25%) avaient un excès de poids.

Afin de déterminer l'acceptation de la formation par les enfants en surpoids, la satisfaction des participants a été examinée en fonction du poids corporel. À cette fin, il a été examiné au cas par cas si ce sont les enfants qui ont répondu aux questions: "Avez-vous aimé la formation au yoga?" et: "Voudriez-vous continuer à offrir le yoga?" répondu par "non" aux enfants en surpoids agi.

Dans l'étude de base, la satisfaction des enfants chez les participants était de 100% et la proportion d'enfants en surpoids était de 13 %, la formation a été approuvée par tous les enfants obèses.

Dans le groupe témoin 1, la formation a été jugée positive par tous les enfants obèses. Un enfant ne voulait pas continuer l'entraînement, qui est un enfant de poids normal.

Dans le groupe témoin 2, la formation a été jugée positive par tous les enfants obèses. Un enfant ne voulait pas continuer l'entraînement, qui est un enfant de poids normal.

Sur un total de 61 enfants de tous les groupes d'âge du primaire ayant achevé la formation, 15 (25%) étaient des enfants en surpoids, qui ont tous qualifié la formation de positive.

5.1.2 Satisfaction des participants en fonction des problèmes de comportement

Afin de déterminer la satisfaction des enfants à tendance comportementale chez les participants, les problèmes de comportement ont été déterminés selon la BLVL (liste de Bamberger des problèmes de comportement des enseignants) et la satisfaction des participants a été déterminée en fonction des problèmes de comportement.

Dans l'étude initiale, l'élève à domicile a observé les anomalies comportementales suivantes chez 11 enfants sur 15 (73%) en fonction des catégories de BLVL:

• Trois enfants sont extrêmement flous et associés à des troubles cognitifs. Les parents ont été recommandés des mesures thérapeutiques. Deux des enfants suivent une pratique psychothérapeutique régulière depuis environ six mois.

• Une fille est considérée trop anxieuse. Elle a souvent mal au ventre, est souvent malade.

La désobéissance sont deux filles, surtout dans le secteur des loisirs.

• attirer l'attention dans un cas.

• En raison de troubles de la parole, quatre enfants suivent une orthophonie.

Dans le groupe témoin 1, les problèmes de comportement n'étaient pas résolus à la demande de l'enseignant de la classe. Dans cette classe, un seul enfant a déclaré qu'il ne souhaitait pas poursuivre la formation. Selon l'instructeur, il s'agissait d'un enfant qui avait des problèmes personnels en raison du divorce en cours de ses parents.

Dans le groupe de contrôle 2, l'instructeur externe a observé les anomalies comportementales suivantes selon les catégories de BLVL:

• Trois enfants ne sont capables que d'attention à court terme et sont en même temps très agités par leur moteur.

• Exécution inexacte, incorrecte et incomplète des exercices donnés dans environ 90% des cas.

• Manque de motivation à réussir dans six cas.

• Manque de confiance en soi dans quatre cas.

• humeur dépressive dans un cas.

- Rage dans cinq cas.

- Anxiété dans trois cas.

- Tromper dans un cas.

- attirer l'attention dans cinq cas.

- Adaptation exagérée dans un cas.

- Comportement agressif envers ses camarades dans cinq cas.

- Victimes du comportement agressif de camarades de classe ou de camarades de classe dans un cas.

- Troubles psychosomatiques (un garçon souffrant de boulimie subit des séjours hospitaliers récurrents en raison de la maladie).

- Troubles de la parole ou de la parole (il y a deux Le Gasthenics dans la classe).

En ce qui concerne la satisfaction des participants vis-à-vis des enfants présentant des troubles du comportement, les résultats suivants ont été obtenus dans les groupes étudiés:

Avec une forte proportion d'enfants de 5 à 7 ans ayant des problèmes de comportement, tous les enfants ayant des problèmes de comportement ont exprimé leur satisfaction à l'égard du programme de formation.

Dans le groupe d'âge des enfants de 7 à 8 ans, un enfant a refusé la formation qui connaissait des difficultés personnelles au moment de la mise en œuvre.

Avec une forte proportion d'enfants ayant un comportement dans le groupe d'âge des 9 à 10 ans, la formation a été jugée positive à l'exception d'une exception pour les enfants ayant un comportement. L'enfant qui n'a pas souhaité continuer est un enfant présentant un trouble du comportement confirmé.

5.1.3 Satisfaction des participants en fonction de l'instructeur La formation a été menée par deux instructeurs dans différentes situations d'enseignement. L'examen de base a été réalisé à l'école 1 par l'enseignante de la classe, qui a également suivi la formation du groupe témoin 1, mais pas dans sa propre classe, mais dans la classe d'un collègue. Dans le groupe de contrôle 2, la formation a été menée par un instructeur externe. Comme le montrent les évaluations, la satisfaction des participants est très élevée dans les trois groupes, dans différentes situations d'enseignement et auprès d'instructeurs différents.

Des informations supplémentaires sur l'acceptation du formateur sont fournies par le résultat de la déclaration du responsable de l'exercice par les étudiants du groupe témoin 2, qui se présente comme suit:

Heure 1 2 3 4 5 6 7 8 9

Remarque 0,75 1,0 1,3 1,0 1,3 1,4 1,4 1,8 1,9 1,3

La formation est réalisable dans différentes situations d'enseignement. L'acceptation de la formation par les enfants ne dépend pas d'un instructeur spécifique ou de la familiarité des enfants avec l'instructeur.

5.2 Acceptation de la formation des enseignants

Selon l'enseignant de la classe du groupe de contrôle 1 du QUESTIONNAIRE D'ENSEIGNEMENT, le programme dans sa forme actuelle convient au groupe d'âge des enfants de 7 à 8 ans. La remarque était: "Limitez les périodes d'exercice à 15-20 minutes". Aucun changement dans le programme n'est suggéré.

Selon l'enseignant, certaines conditions préalables à l'intégration en classe devraient être réunies:

• Taille de la salle par rapport au nombre d'élèves.

• De nombreux exercices nécessitent un tapis souple.

• Instructeur qualifié.

Une poursuite du programme est préconisée.

Selon l'enseignant de la classe du groupe témoin 2 du QUESTIONNAIRE D'ENSEIGNEMENT, le programme dans sa forme actuelle convient au groupe d'âge des enfants âgés de 9 à 10 ans. Comme remarque: "Les exercices sont aussi de la préparation linguistique enfantine". Un changement de programme est suggéré, remarque: "Une durée d'environ 30 minutes concerne la capacité de concentration des enfants (45 minutes de trop?)".

Une intégration facile dans la salle de classe est considérée comme possible. Commentaire: "Séquence brève pour favoriser la concentration et réduire les tensions".

Une poursuite du programme est préconisée.

La pertinence de la formation pour le groupe cible est confirmée par les enseignants. Il y a des changements temporels, mais aucun changement fondamental suggéré.

5.3 Acceptation de la formation des parents

Sur les 28 parents des élèves du groupe témoin 1, 19 (68%) ont donné un COMPTE ÉLECTORAL complété.

À la question. "Souhaitez-vous poursuivre le programme de yoga? (Oui / non / indifférent)", voici les réponses: 18 x oui (95%), 0 x non (0%) et 1 x indifférent (5%).

De la part des parents, il n'ya pas de vote négatif pour la formation. Les parents sont favorables à la poursuite de la formation.

5.4 Comportement de pratique indépendant

Groupe d'âge des enfants de 5 à 7 ans

Sur les 15 enfants de l'examen de base, ils répondent à la question: "Avez-vous pratiqué le yoga à la maison?" dans le questionnaire de l'étudiant, 13 enfants (87%) avec "oui", 2 enfants (13%) avec "non".

Interrogés sur la fréquence, 3 enfants (20%) déclarent pratiquer tous les jours, 5 enfants (33%) deux fois ou plus par semaine, 5 enfants (33%) moins d'une fois par semaine et 2 enfants (13%). jamais.

L'enseignant a souvent regardé les enfants pratiquer des poses de yoga. Ils aimaient jouer à ce qu'on appelle "faire tourner la bouteille", dans lequel l'enfant fait toujours l'objet du goulot d'étranglement, un exercice. La plupart étaient des postures de yoga. Ils ont également aimé jouer aux jeux de dés pendant leur temps libre, faire un exercice de yoga pour une couleur ou un nombre de points spécifique. Ils se sont tenus devant les photos postées et ont recréé les photos.

Groupe d'âge des enfants de 7 à 8 ans

Sur les 28 enfants du groupe témoin 1, ils répondent à la question: "Avez-vous pratiqué le yoga à la maison?" dans le questionnaire de l'étudiant 17 (61%) avec "oui", 11 (39%) avec "non" 1.

Interrogés sur la fréquence, 9 enfants (32%) pratiquent tous les jours, 11 enfants (39%) deux fois ou plus par semaine, 3 enfants (11%) moins d'une fois par semaine et 5 enfants (18%). jamais.

Selon l'enseignant de la classe responsable du comportement de pratique autonome dans TEHRERFRAGEBOGEN, il ne pouvait pas observer de comportement de pratique indépendant. Il a dit que certains enfants pratiquent ensemble avec leurs parents.

19 (68%) des 28 parents contactés ont répondu au questionnaire. Quand on lui demande: "Est-ce que votre enfant pratique le yoga à la maison?" 7 (37%) ont répondu par "souvent", 12 (63%) par "rare". L'option "non" n'a jamais été mentionnée.

Groupe d'âge des enfants de 9 à 10 ans

Sur les 17 (18) enfants présents, ils ont répondu à la question du groupe témoin 2: "Avez-vous pratiqué le yoga à la maison?" dans le questionnaire de l'étudiant 15 (88%) avec "oui", 2 (12%) avec "non".

Interrogés sur la fréquence, 3 enfants (18%) déclarent pratiquer tous les jours, 11 enfants (65%) deux fois ou plus par semaine, 1 enfant (6%) moins d'une fois par semaine et 2 (12%) les enfants jamais.

Selon l'enseignant de la classe pour son comportement de pratique indépendant dans QUESTIONNAIRE D'ENSEIGNEMENT, une formation indépendante a eu lieu à la maison et en éducation physique.

Les indications d'un comportement de pratique indépendant résultaient de la PHOTO DOCUMENTATION de la démonstration finale (annexe, annexe 8), au cours de laquelle les enfants ont démontré leur exercice préféré. Pour cela, les enfants ont formé la forme circulaire, un enfant a montré dans le centre du cercle, sur une base volontaire, son exercice préféré. Sur les 17 enfants présents, 15 (88%) étaient prêts pour une démonstration. Au total, 10 poses ont été présentées: chat, tigre, cobra, aigle, lion, arbre, route, pont, papillon et chien. Le plus souvent, le pont a été démontré six fois.

Selon les enfants, les parents et les enseignants, les enfants pratiquaient spontanément les attitudes établies.

5.5 Concentration dans la comparaison avant, après 1 et après 2

Les changements dans les performances de concentration sont enregistrés dans l'étude de base avec le test de concentration à Francfort sur cinq ans FTF-K. La répartition des valeurs finales déterminées selon les catégories ci-dessous, moyenne et supérieure à la moyenne aux instants de mesure Prä, Post 1 et Post 2 est indiquée ci-dessous.

Tableau 3: Répartition en pourcentage de la performance de la concentration lors de l'examen de base

groupe expérimental

sous-

moyenne

(0 - 22) moyenne

(23 - 32)

moyenne

(33 - 48) n1

n% n% n%

Pré 1 7% 8 57% 5 36% 14

Poste 1 0 0% 3 21% 11 79% 14

Poste 2 0 0% 2 14% 12 86% 14

groupe de comparaison

sous-

moyenne

(0 - 22) moyenne

(23 - 32)

moyenne

(33 - 48) n

n% n% n%

Pré 3 21% 2 9 64% 2 14% 14

Poste 1 1 7% 4 29% 9 64% 14

Poste 2 0 0% 2 15% 11 85% 13

L'évolution du niveau de concentration au cours de l'expérience montre une évolution similaire dans le groupe expérimental et dans le groupe de comparaison aux instants de mesure Pre, Post 1 et Post 2 (Figure 9): diminution des taux de concentration inférieurs à la moyenne, augmentation des taux supérieurs à la moyenne.

Une différence entre le groupe expérimental et le groupe de comparaison est que, dans le groupe expérimental au moment de la mesure, après 1, aucun enfant n'est en dessous de la moyenne, alors que c'est le cas dans le groupe de comparaison. Il y a également plus d'enfants dans le groupe expérimental dans l'intervalle supérieur à la moyenne que dans le groupe de comparaison. Au moment de la mesure, poste 2, les résultats dans les deux groupes sont approximativement les mêmes (tableau 4).

Fig. 9: Modification du niveau de concentration aux instants de mesure Pré, Post 1 et Post 2 dans le FTF-K - Examen de base:

Niveau de concentration dans la moyenne des classes Pré, Post 1, Post 2

Les évaluations suivantes (tableau 4) et le graphique (figure 10) font référence à la modification du niveau de concentration dans la moyenne de la classe.

Tableau 4: Performances de concentration dans l'étude de base

groupe témoin Groupe expérimental

N°	Valeur finale Pre	Valeur finale Post 1	Valeur finale Post 2	No	Valeur finale Pre	Valeur finale Post 1	Valeur finale Post 2
1	36	41	41	1	26	28	36
2	32	42	41	2	23	24	23
3	40	36	40	3	19	34	33
4	24	24	41	4	39	41	38
5	35	42	35	5	11	16	41
6	33	34	40	6	31	33	40
7	29	34	36	7	24	35	34
8	32	36	ABW.	8	29	32	39
9	27	41	36	9	17	33	30
10	22	30	32	10	24	43	37
11	29	33	34	11	35	35	ABW.
12	28	36	41	12	28	38	37
13	23	31	43	13	26	31	35
14	35	33	28	14	32	38	42
?	425	493	488	?	364	461	465
?	30	35	38	?	26	33	36

desc. = absent

Fig. 10: Niveau de concentration dans la moyenne de la classe (Examen de base)

Le niveau de concentration dans la moyenne de la classe se situe dans la moyenne1 de la première mesure (pré) du groupe expérimental et du groupe de comparaison1. Dans le groupe expérimental, les valeurs de la moyenne de la classe ont évolué de 30 (avant) à 35 (après 1) et 38 (après 2) paramètres. Dans le groupe de comparaison, les résultats sont passés de 26 points de repère (pré) à 33 (post 1) et 36 (post 2) (Figure 10). Le niveau de concentration au cours des examens dans les deux groupes augmente continuellement aux heures de mesure Post 1 et Post 2 et passe de la moyenne (Pré) à la fourchette supérieure à la moyenne (Post 2) (tableau 4) 2.

Afin de vérifier l'influence possible des effets d'apprentissage résultant de mesures répétées avec le test de concentration FTF-K, le niveau de concentration moyen mesuré de l'étude de base est comparé au résultat mesuré dans l'étude préliminaire 3, dans laquelle une seule mesure a été réalisée au poste 1 (4.2). .1.3).

La vue d'ensemble des valeurs moyennes mesurées au moment de la mesure Post 1 dans les groupes expérimentaux et comparatifs respectifs de l'enquête de base et dans l'étude préliminaire 3 montre une grande similitude des résultats. La mesure moyenne dans tous les groupes étudiés se situe entre 31 et 35 paramètres (Figure 11).

Fig. 11: Niveau de concentration au moment de la mesure Post 1 dans les groupes expérimentaux La performance de concentration dans la moyenne de la classe augmente au cours de l'expérience dans le groupe expérimental et le groupe de comparaison.

L'amélioration de la performance de la concentration reste stable au moment de la mesure post-2.

À un niveau de concentration comparable dans la moyenne de la classe, dans le groupe expérimental, contrairement au groupe de comparaison au moment de la mesure après la mesure 1, il n'y a pas d'enfants en dessous de la moyenne et il y a plus d'enfants dans la fourchette supérieure à la moyenne.

5.6 Compétences motrices avant et après comparaison

examen de base

Dans ce qui suit, la variation en pourcentage de la moyenne de la classe par rapport à la pré-mesure est examinée dans les six tests individuels du HAKI.

Aucune destination d'études de test.

1 essai de contrainte de bras après

Matthias holding performance, attitude, coordination holding

2 enrouler la force de la colonne vertébrale des muscles abdominaux

3 élasticité du

Fléchisseur de hanche Élasticité du fléchisseur de hanche et des muscles antérieurs de la cuisse

4 Flexion en avant Mobilité du bassin

5 Soulever le haut du corps de la position couchée Force des extenseurs du dos

6 pushup

Puissance de la ceinture scapulaire et des muscles du bras

Le pourcentage de variation de la performance motrice dans les tests individuels du HAKI dans l'étude de base est présenté à la figure 12 (les résultats de l'évaluation sont détaillés à l'annexe 9).

Fig. 12: Performances motrices dans le HAKI - étude de base

Dans le groupe expérimental, les valeurs ont été améliorées dans tous les tests. L'augmentation la plus importante a été constatée dans le test 3, qui mesure l'extensibilité des muscles fléchisseur de hanche et antérieur de la cuisse, l'augmentation la plus faible dans le test 1, les performances de rétention et la coordination de rétention.

En revanche, les valeurs du groupe de comparaison ne se sont améliorées dans aucun test. Dans les tests 3 et 4, il n'y a pas de changement dans la mesure de référence. Dans trois tests, les résultats se sont dégradés. La force des muscles abdominaux (test 2), des muscles extenseurs du dos (test 5) et des muscles de la ceinture scapulaire et des bras (test 6) a diminué.

Afin de rechercher si une tendance similaire est encore évidente dans un autre groupe, les résultats du groupe témoin 2 sont utilisés

5.7 comportement social

Pour le changement de comportement social, les enseignants des groupes de contrôle 1 et 2 ont été interrogés dans le QUESTIONNAIRE POUR ENSEIGNANTS. A la question: "Pouvez-vous observer que l'apprentissage social a eu lieu pendant la pratique?" l'enseignant de la classe du groupe de contrôle 1 a répondu "sous condition". Commentaire: "Dans les exercices avec les partenaires, lors de la préparation des exercices (installation des locaux, insertion et sortie des tapis, etc.). L'enseignant du groupe de contrôle du groupe de contrôle 2 a répondu par" oui ". Commentaire:" Considération des autres, sentiment de groupe ".

La question dans le QUESTIONNAIRE D'ENSEIGNANT: "Pourriez-vous observer que le silence s'est fait pendant la pratique?" a répondu à l'enseignant de la classe du groupe de contrôle 1 par "principalement". Commentaire: "Selon la salle, la constitution du jour de l'étudiant, la forme des exercices (exercices de yoga intégrés dans des histoires, accompagnés de musique, qui fonctionnent le mieux)".

L'enseignant de la classe du groupe de contrôle 2 a répondu "oui". Commentaire: "Différent selon la forme du jour".

L'évaluation de HOURLY PROTOCOLS a révélé une situation différente dans les différents groupes.

La leçon s'est déroulée sans problème lors de l'examen de base. Les enfants étaient constamment motivés et effectuaient les exercices de manière concentrée. L'inquiétude ne s'est produite qu'une fois à la huitième heure, lorsque les héros ont été présentés, alors que l'enseignant était incapable de corriger tous les enfants en même temps. Il y avait une agitation «productive» car les enfants étaient vivants mais impliqués. L'enseignante déclare qu'avec la méthode de yoga qu'elle a choisie, qu'elle utilise pendant dix ans en classe, elle parvient à résoudre ses difficultés de manière satisfaisante:

"Quand je repense aux séances de yoga, le comportement social de la classe était généralement bon, le programme d'exercices était très amusant pour les enfants et pour moi, et la joie du yoga est restée toute l'année scolaire" (P. Duthel).

Même dans le groupe de contrôle 1, les unités horaires étaient en grande partie sans problème. Les enfants étaient réceptifs, concentrés et intéressés. Vous trouverez des indices sur les comportements sociaux dans le journal d'observation ci-dessous.

En revanche, dans le groupe de contrôle 2, il n'y avait aucune leçon dans laquelle tous les enfants ont collaboré de manière ciblée. Surtout, trois garçons ont dérangé d'autres enfants lors de l'exécution des exercices et n'ont pas respecté les règles convenues. Un enfant a refusé à plusieurs reprises de coopérer. Il y avait des bostes toutes les heures. Un silence concentré n'a été observé dans la classe qu'à de rares moments de la posture fermée qui favorise la rétractation de la perception des objets extérieurs, comme dans le cas du «hérisson» et du «crocodile» (Ex.voir tableau 15).

Au cours de la phase de jeu du programme, régulièrement demandée par les enfants, des conflits en classe sont apparus. Pendant plusieurs heures, on a tenté d'inciter les enfants à assumer la moitié de la garde des arbres et la moitié de celle du chien (exercices, voir tableau 15). Les "chiens" doivent marcher autour des arbres avec précaution sans les toucher. Beaucoup d'enfants ont aimé cet exercice et ont demandé ce jeu. Cependant, il n'a pas été possible de faire l'exercice comme convenu. Les «arbres» ont été sautés et renversés par les «chiens». Ensuite, ils ont expérimenté une autre variante, dans laquelle la moitié des enfants devait se transformer en "vent", qui caressait doucement les arbres et faisait cracher les enfants. Dans un autre jeu, les enfants formant un cercle doivent se tenir par la main et transmettre une poignée de main des voisins à leurs voisins. Certains enfants ont refusé d'y assister, les filles ne voulaient pas s'asseoir à côté des garçons, d'autres ne voulaient pas s'asseoir à côté de certains enfants. Après l'exercice, un garçon s'est levé, s'est dirigé de manière significative vers l'évier et s'est lavé les mains.

Néanmoins, le programme d'exercices pouvait être exécuté dans les délais et il n'y avait aucun cas où la coopération était refusée de manière permanente.

Le programme de formation peut soutenir l'apprentissage social dans différentes situations.

5.8 Qualification de l'entraîneur

Les enseignants de classe des groupes de contrôle 1 et 2 ont tous deux indiqué dans le QUESTIONNAIRE ENSEIGNANT qu'ils pourraient imaginer utiliser eux-mêmes certains des exercices présentés dans leurs leçons. Remarque complémentaire de l'enseignant du groupe de contrôle 1: "Pour relâcher la leçon un à trois exercices d'un seul tenant, phase d'échauffement dans l'éducation physique".

A la question: "Considérez-vous une qualification supplémentaire nécessaire pour pouvoir mener à bien le programme ou des parties du programme vous-même?" l'enseignant1 du groupe de contrôle 1 a répondu "inconditionnellement". remarque:

• De nombreux exercices ont une technique spécifique pour obtenir un effet spécifique.

• suspense; La posture du corps, de la tête, du pied, du bras, de la posture, de l'extension, etc. est mise en relation.

• Éviter la demande excessive ou insuffisante des étudiants.

• Systématique et introduction des enfants.

De plus, l'enseignant de la classe du groupe de contrôle 2 considère qu'une qualification supplémentaire est nécessaire. Commentaire: "L'enseignant devrait réussir un cours de yoga".

Les enseignants observateurs considèrent qu'une formation supplémentaire est nécessaire pour compléter la formation.

5.9 Effets secondaires inattendus

Pour certains enfants, il était inconfortable de participer aux exercices de méditation. Dans le groupe témoin 2 en particulier, plusieurs enfants étaient incapables de rester silencieux pendant ces exercices. Ils s'agitèrent, heurtant leurs voisins respectifs, parlant. Les enfants étaient libres de participer aux exercices. Certains se sont assis ou se sont retirés au bord. Il est probable que ce comportement est une expression de l'évitement de la perception intérieure, dans lequel des mémoires douloureuses stockées peuvent émerger.

Les enseignants des groupes de contrôle 1 et 2 ont signalé une plus grande agitation motrice après la première séance de formation. Après les séances d'entraînement, l'agitation du groupe de contrôle 1 a été canalisée à travers des jeux de mouvements.

6 Discussion des résultats

Dans les études dans les écoles, où les classes sont des groupes naturels et les groupes ne peuvent pas être formés par hasard à partir d'un groupe entier, les conditions de laboratoire pour les expériences scientifiques ne peuvent pas être établies. Dans ces circonstances, l'intérêt devrait être moins porté sur les résultats mesurables de l'enquête que sur la méthode. La question centrale est de savoir si la méthode choisie est capable d'effectuer le changement souhaité. Les résultats mesurables servent uniquement à répondre à la question de savoir si la méthode est fondamentalement efficace.

Satisfaction des participants et acceptation de la formation

Selon la théorie sous-jacente, l'attractivité d'un objet, en l'occurrence le programme de formation, est une condition préalable essentielle à la polarisation de l'attention. L'attractivité du programme de formation pour les enfants, qui se reflète dans l'évaluation de la formation, est donc considérée comme l'indicateur le plus important de l'adéquation des écoles primaires. Il ne s'agit pas d'un accord sur des concepts amusants, mais d'un intérêt pour le matériel pédagogique présenté.

Dans le programme de formation évalué, la satisfaction des participants est très élevée dans tous les groupes d'âge examinés.

Ceux qui possèdent les meilleures composantes de départ pertinentes pour la formation bénéficient généralement le plus de la mesure de financement. Cela pourrait être confirmé comme une loi empirique dans presque tous les domaines de la recherche sur l'impact pédagogique Un intérêt particulier a donc été accordé à la question de savoir si la formation est acceptée non seulement par les enfants bénéficiant de conditions de départ favorables, mais également par les enfants ayant particulièrement besoin de soutien.

L'attractivité des exercices pour les enfants obèses est sans restriction. Cela peut être attribué, d'une part, à la sélection d'exercices spécifiques, qui peuvent être effectués indépendamment des conditions physiques de tous les enfants, et, d'autre part, à la manière spécifique dont les exercices sont effectués, car la fourniture d'alternatives aux exercices est très utile pour éviter la concurrence. partir.

Les voix rejetées pour la formation provenaient de certains enfants enclins au comportement. Lorsque examiné dans des cas individuels, il a été constaté qu'aucun enfant n'était parvenu à un rejet fondamental. Donc, dans le groupe de contrôle 1, l'enfant qui a dit qu'il n'avait pas aimé la formation, selon l'instructeur des pratiquants les plus zélés. Il avait développé ses propres positions chez lui et participé activement aux leçons. Selon le tuteur, au moment de l'enquête, en raison du divorce des parents, elle était en crise personnelle. Un enfant du groupe témoin 2, qui ne voulait pas continuer la formation, a également déclaré qu'il avait pratiqué à la maison, qu'il avait parfois aimé la formation, appelé exercices préférés dans le questionnaire de l'élève et présenté avec grand plaisir son exercice préféré lors de la démonstration finale. En aucun cas il n'y a eu un rejet massif permanent ou un refus de coopérer. Comme il y avait une forte proportion d'enfants ayant des problèmes de comportement dans tous les groupes et qu'aucun enfant ayant des troubles du comportement n'exprimait ou réagissait avec une attitude clairement négative, les résultats montrent que la formation peut également atteindre les enfants présentant des troubles du comportement d'une classe.

Pour déterminer si l'acceptation de la formation dépend d'un instructeur spécifique, l'expérience a été réalisée avec deux instructeurs. Comme la formation a été évaluée positivement dans tous les groupes examinés, une acceptation de la formation est donnée indépendamment d'un instructeur donné.

Afin de sécuriser davantage les résultats, l'évaluation par les enseignants de classe participants ainsi que l'acceptation de la formation par les parents ont été incluses. L'évaluation positive de la formation par les enseignants, qui n'avaient auparavant aucune expérience du yoga, montre que la formation s'intègre facilement dans la structure existante de l'école primaire. La réaction positive des parents ne peut toutefois pas être transférée sans restrictions aux parents en général. Les parents interrogés de Berlin-Kreuzberg étaient principalement issus de l'immigration. On peut supposer que si le yoga est proposé dans le contexte de l'école, il sera perçu comme une partie naturelle du système scolaire qu'ils ne remettent pas en question. Les parents interrogés sans origine migratoire faisaient principalement partie d'un environnement qui réagissait à de nouvelles influences culturelles avec ouverture. Dans les écoles où les conditions sont différentes, cette ouverture ne peut être facilement assumée. Dans ce cas, il devrait être examiné lors d'enquêtes ultérieures, dans lesquelles une acceptation des parents est donnée.

Comportement d'exercice indépendant

L'une des questions était l'efficacité de l'utilisation, si les enfants utilisaient la stratégie proposée dans le sens de leur propre pratique. Les techniques d'autoapprentissage ont été déterminées en interrogeant des élèves, des enseignants et des parents. Les résultats montrent que les exercices des enfants sont également pratiqués volontairement en dehors des séances d'entraînement et donnent une indication supplémentaire de l'attractivité des exercices pour les enfants. L'évaluation de la documentation photographique du groupe de contrôle 2 (annexe, annexe 8) a donné des indications supplémentaires sur la manière d'acquérir les exercices avec médiation. À la fin de la formation, les enfants ont été invités à entrer dans le cercle et à montrer leur attitude préférée. Ne voulant pas montrer dans cette situation exposée était une fille très obèse et un garçon souffrant de boulimie et de troubles psychosomatiques. Avec un total de 10 postures différentes, qui ont été démontrées par 15 enfants, a montré une large gamme d'exercices effectués. La vaste gamme de variations peut être comprise comme une indication que le matériel enseigné a été reçu individuellement.

concentration

Afin d'évaluer le spectre d'impact de la formation en ce qui concerne la concentration, un transfert vers une classe de tâches non directement entraînée a été examiné.

Tant dans le groupe expérimental que dans le groupe de comparaison, les résultats du test de concentration FTF-K lors du nouvel essai montrent une nette augmentation du niveau de concentration dans la moyenne de la classe. Le parcours et le niveau de concentration moyen aux différents temps de mesure sont presque identiques dans les deux groupes Entique. Les différences minimes entre les résultats du groupe expérimental et du groupe de comparaison s'expliquent par la similitude des formations alternatives et des formations évaluées, car elles visent toutes deux l'entraînement à la concentration et ne diffèrent que par la méthode choisie.

Une différence entre le groupe expérimental et le groupe de comparaison est illustrée par le fait que dans le groupe expérimental, contrairement au groupe de comparaison au moment de la mesure après la mesure 1, aucun enfant n'est inférieur à la moyenne et plus d'enfants sont au-dessus de la moyenne. Une comparaison avec les résultats de l'examen préliminaire 3 montre une tendance similaire. Encore une fois, il n'y a pas d'enfant dans le groupe avec une formation de yoga dans la plage inférieure à la moyenne, alors que c'est dans le groupe avec une formation en psychomotricité 2 enfants. Il y a également plus d'enfants dans le groupe expérimental dans l'intervalle supérieur à la moyenne que dans le groupe de comparaison. Ces résultats ne peuvent être attribués à des effets d'accoutumance au cours de la procédure de test car l'examen préliminaire 3 ne comportait qu'un seul temps de mesure. Les valeurs presque identiques des mesures post-1 dans l'étude de base et dans l'étude préliminaire 3 peuvent indiquer que les effets d'apprentissage de la répétition de FTF-K ne sont pas graves et que le niveau de concentration est élevé du fait d'une formation intensive en classe. Niveau de 31 à 35 niveaux, ce qui correspond à la fourchette supérieure du niveau de concentration moyen (moyenne = 23 à 32 ans) des enfants de cinq ans ayant tendance à dépasser le niveau moyen (supérieur à la moyenne = 33 à 48 ans).

Que les résultats actuels indiquent une efficacité particulière du yoga dans la promotion des enfants à faible concentration, devra être clarifié dans des études ultérieures, car il est impossible de répondre à cette question en raison du petit échantillon.

Lors de l'interprétation des résultats, la situation sociale dans une classe doit être prise en compte. Malgré les efforts déployés, il n'est jamais possible de diviser en classes parallèles des enfants également peu performants et très performants. Ainsi, dans le groupe expérimental de l'enquête de base, les conditions de départ étaient un peu meilleures que dans le groupe témoin. Dans le groupe expérimental, il n'y avait que deux enfants de concentration inférieure à la moyenne, alors que dans le groupe de comparaison, il y avait trois enfants, dont deux atteignaient des valeurs particulièrement basses lors de la mesure initiale. De plus, dans le groupe de comparaison, le niveau de concentration total dans la moyenne de la classe a été augmenté de 2 points de plus entre le moment de la mesure Prä et le moment du post 2 que dans le groupe expérimental.

Afin de déterminer si l'effet de l'exercice est une amélioration de la performance ou de la compétence, un examen de suivi a été effectué après 6 mois. Les résultats de la mesure de la concentration sont restés stables au moment de la mesure Post 2, ce qui permet de conclure à une amélioration à long terme de la performance de la concentration, tant dans le groupe expérimental que dans le groupe de comparaison.

Cependant, une amélioration des performances de concentration dans le FTF-K ne doit pas être interprétée comme une amélioration générale des performances de concentration. La concentration est une construction à facettes multiples sur laquelle il n'existe aucune définition unifiée. En raison de la courte durée du test, le FTF-K ne mesure que la capacité de concentration à court terme. En outre, le test est trop court pour faire des déclarations précises sur la capacité de concentration d'un enfant. Pour pouvoir faire des déclarations précises, il faudrait mener des enquêtes plus approfondies que ce qui était possible dans le contexte de la présente enquête.

Du résultat positif ne peut pas être conclu sans restrictions que seules les mesures d'entraînement a l'amélioration souhaitée de la performance de concentration a provoqué. On ne peut que déclarer clairement que, dans le groupe expérimental comme dans le groupe de comparaison, une situation A a été remplacée par une situation B et que, dans les deux groupes, une promotion globale a eu lieu. Dans le cadre de ce soutien, il y avait dans le groupe expérimental une formation de yoga, dans le groupe de comparaison, une formation en psychomotricité, chacun entraînant un effet de transfert sur la performance de la concentration dans la FTF-K en tant que capacité non directement entraînée.

Puisque la promotion de la concentration fait partie intégrante de l'apprentissage scolaire, il est impossible de déterminer avec certitude quelle influence a la situation de soutien scolaire en elle-même et quelle proportion de la formation respective a eue sur ce développement. La concentration de la formation par le biais de tâches répétitives dans des domaines cohérents est un effet secondaire non explicitement nommé d'apprentissage scolaire efficace. Le fait de focaliser l'attention sur un sujet cohérent sur une période plus longue entraîne généralement la concentration selon la théorie sous-jacente. La promotion de la concentration a donc inévitablement lieu dans les écoles lorsque les enfants se trouvent dans des circonstances encourageantes. On peut supposer que le niveau de soutien était élevé à l'école 1. À Vorklassen, il y avait principalement des enfants promus ou à peine promus. À l'école, ils ont rencontré un environnement de soutien optimal avec des enseignants dévoués, un processus structuré offrant de nombreuses opportunités d'apprentissage attrayantes. On peut donc supposer que la situation scolaire a eu une influence considérable sur l'amélioration de la capacité de concentration.

activité motrice

Le test de posture pour enfants (HAKI) a montré une nette augmentation de la performance motrice résultant de la formation dans les groupes expérimentaux, tandis que les résultats dans les groupes témoins ont stagné ou se sont détériorés au cours de la période expérimentale.

Les meilleurs résultats des groupes expérimentaux dans le test d'attitude HAKI peuvent s'expliquer par le fait que, dans les groupes expérimentaux, les capacités testées ont été formées beaucoup plus directement que dans les groupes de comparaison, puisqu'une formation de yoga équilibrée s'adresse à tous les groupes fonctionnels de l'appareil de maintien que le HAKI examine. Contrairement au programme axé sur le corps, la promotion du développement postural dans la promotion psychomotrice est beaucoup plus indirecte (voir 4.2.1.3). L'indépendance des mesures d'entraînement et d'essai n'a donc pas été prise en compte lors de l'étude du spectre des effets concernant les modifications motrices dans la mesure de la concentration.

Lors de l'interprétation des résultats, il convient également de garder à l'esprit qu'en raison de la subjectivité des observations et des descriptions, les procédures motoscopiques ne sont généralement ni suffisamment comparables ni reproductibles et, dans l'ensemble, ne disposent généralement d'aucune couverture empirique / statistique (voir Schulke-Vandre 1982). Les résultats des tests sont influencés par l'humeur quotidienne et la motivation des sujets à performer. Une attitude plus ou moins exigeante de l'expérimentateur peut influencer la motivation du sujet individuel. Les résultats du test sont également influencés par l'ambition des enfants. S'il y a des progrès supérieurs à la moyenne dans la post-mesure dans le groupe de comparaison, il est nécessaire de demander si, entre-temps, cela a été pratiqué. La mise en œuvre du HAKI a montré que les tâches de test sont en grande partie effectuées par les écoliers. Dans la présente étude, où HAKI devait déterminer l'effet de l'entraînement, le problème était que chaque enfant du groupe de contrôle du groupe de contrôle 2 - motivé par le test - a commencé son propre entraînement avec des exercices individuels1.

Néanmoins, les procédures motoscopiques sont un élément indispensable pour évaluer les changements physiques après une séance d'entraînement. Malgré les sources d'erreur possibles, les résultats de HAKI fournissent des résultats utiles pour évaluer la motricité ites. Globalement, le HAKI permet d'énoncer clairement les performances d'un sujet.

Le pourcentage élevé d'augmentation de la performance motrice dans les groupes expérimentaux ne doit pas occulter le fait que la performance motrice - en particulier chez les enfants de 4e année - s'est souvent avérée bien pire que les valeurs standard du groupe d'âge. Par exemple, l'essai 6, qui suppose qu'il est nécessaire de faire un push-up, a dû être modifié pour cet examen, car la plupart des enfants n'ont pu le faire qu'avec beaucoup de difficulté. Il convient également de prendre en compte le grand nombre d'enfants incapables de passer des tests individuels (voir annexe 9).

Cependant, les taux d'augmentation obtenus indiquent clairement que les effets de l'exercice peuvent déjà être obtenus par une formation à court terme.

Comportement social

Dans le contexte scolaire, un bon comportement social est principalement associé à une situation d'apprentissage qui permet aux enseignants de communiquer sans interruption et aux élèves d'aborder la matière sans interruption.

Les procès-verbaux des séances et les déclarations des enseignants de classe indiquent une situation d'enseignement correspondante dans l'examen de base et dans le groupe de contrôle 1. Cette situation d'enseignement ne peut pas être attribuée à une faible charge de problèmes dans la classe, car dans les deux classes une forte proportion d'enfants enclins au comportement était. Lors d'enquêtes ultérieures, il serait nécessaire de préciser les facteurs qui ont précisément provoqué une telle situation initiale. Le journal d'observation du groupe de contrôle 2 (tableau 22) montre que des perturbations sont survenues au cours de la cinquième heure, lorsque la situation de la pièce a changé et que la leçon a dû être menée à l'étroit avec 35 enfants. Les perturbations qui se produisent ne peuvent pas être attribuées à la taille du groupe, car lors de l'examen préliminaire 4, où les leçons avaient lieu dans le gymnase, aucune perturbation n'est survenue au cours de la même taille. Il faut donc présumer d'une grande influence de la salle sur la mise en œuvre sans problème des leçons.

La situation d'enseignement dans le groupe de contrôle 2, en revanche, était très problématique. Comme le démontrent de manière constante le classement de l'instructeur et la formation des enfants, les difficultés rencontrées ne peuvent être attribuées à un manque d'acceptation. L'évaluation positive indique que la formation est acceptée par les enfants, même dans une situation problématique. Si la situation d'apprentissage est perturbée par un comportement social problématique, les exercices du programme de formation peuvent vous aider à mettre en pratique de nouvelles formes de comportement social.

Qualification du responsable de l'exercice

Les résultats positifs de l'étude ont été fournis à condition que la formation ait été menée par des professeurs de yoga qualifiés possédant de nombreuses années de pratique et d'enseignement en interne. Les enseignants participants sans expérience de yoga ont estimé qu'une qualification supplémentaire était nécessaire pour pouvoir exécuter le programme en tout ou en partie. Lors des enquêtes ultérieures, il serait nécessaire de clarifier les conditions dans lesquelles la formation des enseignants peut être menée de manière indépendante.

7 Résumé

Le yoga avec des enfants a fait ses preuves dans les écoles allemandes depuis plus de vingt ans. Ce qui avait commencé comme une recherche d'individus à la recherche de solutions aux problèmes urgents de la pratique éducative est maintenant devenu un vaste mouvement. Le fait que les exercices de yoga soient déjà davantage utilisés dans l'enseignement scolaire suggère qu'il existe un besoin fondamental d'intégrer de telles mesures dans les écoles. Contrairement à la prévalence du yoga dans la pédagogie, il existe un déficit de recherche considérable en ce qui concerne différents aspects de ce sujet. Le présent travail a été la première tentative de dresser un bilan afin de couvrir le sujet dans toute sa diversité.

En ce qui concerne les possibilités fondamentales d'intégration du yoga dans les écoles, les recherches ont abouti au résultat suivant:

Le yoga a fait son chemin dans tout le système éducatif: dans les jardins d'enfants, les écoles primaires, les écoles secondaires, les écoles secondaires et les lycées. Une concentration spéciale a été trouvée dans le secteur des écoles spéciales. Le yoga est également enseigné dans les universités et dans la deuxième phase de la formation des enseignants.

Le yoga est introduit dans les écoles par des professeurs de yoga externes et des professeurs ayant une expérience du yoga. Les activités précédentes sont basées sur l'initiative d'individus engagés, qui travaillent en grande partie isolés et sans contact les uns avec les autres et qui développent leurs connaissances dans le cadre d'initiatives privées ont acquis ative.

En termes théoriques, la "concentration" a été analysée en tant que construction centrale de la philosophie du yoga de Patanjali, et des correspondances avec le concept de concentration de Maria Montessori ont été mises en évidence. Un équivalent majeur a été trouvé dans le fait que la concentration dans les deux systèmes est explicitement abordée dans le contexte des conditions physiques et du comportement social.

Concrètement, le but de ce travail était de tester la méthode du yoga, qui offre aux élèves du primaire l'apprentissage simultané du comportement social, de la motricité et de la concentration. Comme le montrent les résultats de la détermination de l'état de la recherche et de l'état de développement, il n'existe jusqu'à présent que peu d'études sur le yoga chez des enfants d'âge primaire ayant une forte prévalence simultanée du yoga, en particulier dans ce domaine. Ainsi, le développement, la mise à l'essai et l'évaluation d'une formation à la concentration axée sur le yoga pour les enfants de l'école primaire ont ouvert la voie: sous la référence théorique de Patanjali et Montessori, un programme de formation destiné aux enfants de l'école primaire a été mis au point sous le nom de «Programme orienté sur le corps» pour la formation à la concentration holistique. Dans l'évaluation du programme de formation, des méthodes de mesure normalisées et non normalisées ont été utilisées.

Dans un arrangement test avec groupe expérimental (n 15) et groupe de comparaison (n 14) de classes parallèles dans la zone préscolaire, le groupe expérimental a reçu une formation à la promotion dans le cadre d'un programme de yoga, le groupe de comparaison a reçu une formation à la promotion par psychomoteur. Au cours de la période d'essai, la performance de la concentration s'est améliorée dans les deux groupes. L'augmentation de la performance de la concentration est restée stable au moment de la mesure, poste 2 également.

Dans le groupe expérimental, on a constaté une amélioration significativement plus importante de la motricité au cours de la période d'essai que dans le groupe de comparaison. Afin de sécuriser davantage les résultats sur la base de la petite taille de l'échantillon et de clarifier d'autres questions, le plan expérimental a été complété par deux groupes de contrôle supplémentaires. Une augmentation significativement plus importante de la motricité que dans les groupes de comparaison était également évidente dans les groupes expérimentaux des groupes de contrôle supplémentaires. Les résultats de l'évaluation peuvent être résumés comme suit:

Le programme de formation développé est un système d'exercice attrayant pour les enfants.

La formation est jugée positivement par les enseignants et les parents.

Les techniques médiatisées sont pratiquées indépendamment par les enfants comme moyen de s'autoréguler.

Pendant la période d'essai, la performance de la concentration s'améliore.

La formation de yoga en termes de concentration n'entraîne aucune amélioration des performances ou des compétences inférieure à celle établie dans la promotion de la pratique scolaire à travers la psychomotricité.

Au cours de la période d'essai, la motricité des groupes expérimentaux s'améliore considérablement plus que dans les groupes de comparaison.

Les enfants bénéficiant de conditions de départ favorables bénéficient non seulement de la formation, mais également des enfants obèses et ayant des troubles du comportement, qui ont besoin d'un soutien particulier.

Une augmentation des aspects comportementaux positifs a été observée.

La formation devrait faire ses preuves dans des conditions comparables dans la pratique.

L'utilisation de la formation de yoga existante dans les écoles primaires peut être recommandée comme résultat de la présente étude en tant que méthode efficace et très attrayante pour encourager les enfants à développer des attitudes, une concentration et un comportement social pouvant également atteindre les enfants ayant besoin d'un soutien particulier.

8 autres suggestions

Une enquête plus approfondie devrait permettre de déterminer quelles qualifications sont requises pour permettre aux enseignants de compléter la formation ou une partie de celle-ci. À cette fin, la formation devrait être assurée par du personnel qualifié dans les écoles, les enseignants étant encadrés et bénéficiant d'une formation d'accompagnement.

Tout ce qui a un attrait naturel pour les enfants convient à une attention polarisante. La recherche de méthodes appropriées est loin d'être terminée. En recueillant, en examinant et en examinant de manière empirique les moyens appropriés de promouvoir la concentration, au-delà des exercices physiques, des méthodes supplémentaires de la tradition indienne devraient être systématiquement examinées pour déterminer leur adéquation à l'école1.

Étant donné que la formation vise à accroître la responsabilité personnelle et à éviter la compétition, il est recommandé que le programme soit utilisé principalement dans les écoles engagées dans cette approche pédagogique afin d'éviter les tensions pouvant découler d'objectifs différents.

Références

Arundhati (1985): Asanas et Pranayama, dans le Sw. Satyananda: Éducation au yoga pour les enfants, pages 159 à 317. Munger: École de yoga Bihar

Augenste in, S. (2000): Conférence «Yoga pour les enfants / Yoga dans les écoles». Forum de yoga allemand 1/2000, pages 39 - 42

Avalon, A. (1982): Le pouvoir du serpent. Berne, Munich, Vienne: O. W. Barth

Groupe de travail AWMF des sociétés médicales scientifiques (2000): Lignes directrices de la Société allemande d'obésité. Lignes directrices AWMF n ° 050/002

BDY (1999): Profil d'association. Erlabrunn: Association professionnelle des professeurs de yoga en Allemagne (BDY)

Beck, U. (1986): Société de risque. Francfort / M .: Suhrkamp

Beckmann J; Strang, H. (1993): Concentration: Réflexions sur une construction négligée, dans J. Beckmann et al. (Ed.): Attention and Energizing. Göttingen: Hogrefe

Bera, T.K .; Rajapurka, M.V. (1993): Composition corporelle, endurance cardiovasculaire et pouvoir anaérobie du pratiquant de yoga. Revue indienne de physiologie et de pharmacologie, 37 (7), pages 225-228

Berg, D. (1991): Problèmes de comportement chez les écoliers, dans Ch. Enders, Ch. Hanckel, S. Möley (ed.): Reports from School Psychology. Rapport du congrès de la treizième conférence fédérale tenue à Halle, 1998, pages 297 à 303. Bonn: German Psychologists Verlag

Commission Education NRW (1995): Future of Education - School of the Future. Neuwied: Luchterhand

Boden, L.M. (1985): Méditation en classe. Psychologie aujourd'hui 6/1985, S. 36 - 40

Boden, L.M. (1978): Méditation et pratique éducative. Munich: Kösel

Bögle, R. (1997): Échauffement du point de vue du yoga, à Bayr. Ministère d'État f. Teaching, Cult, Science and Art (ed.): Formation des enseignants à l'éducation physique en Bavière, p. 70 - 75

Bad, K .; Lener, M .; Reincke, K. (1999): Effets d'un programme d'exercices moteurs sur les performances motrices. Enquête expérimentale sur des garçons et des filles de 1re et 2e années dans une école d'apprentissage. Motorik, Schorndorf 22, n ° 4, p. 170 - 180

Bad, K .; Breithecker. D. (2001): Test d'attitude chez les enfants, in Bös, K. (ed.): Tests moteurs manuels, pages 231 à 234. Göttingen: Hogrefe

Breithecker, D. (1998): Étude exploratoire sur l'efficacité de "Moving Instruction", dans U. Illi et al. (Ed.): Moving School - Healthy School. Essays on Theory, p. 103 - 116. Zurich - Wiesbaden - Graz: Forum international pour le mouvement (IFB)

Brennecke, C. (1993): Yoga avec des enfants. Thèse finale pour la formation de professeur de yoga. Düsseldorf: Société pour l'éducation des humanités (GGF)

Bretz, V. (2001): La sagesse yoga de Patanjali pour le peuple d'aujourd'hui. Petersberg: Via Nova

Brickenkamp, ??R. (1994): Test d2. Göttingen: Hogrefe

Bruns, W. (1997): Influence du Hatha Yoga et des techniques de respiration sélective sur la perception de la force. Mémoire de l'Université de Leipzig

Buchmann, K. E. (1988): méditatif - un nouveau "mot magique du sport"? L'éducation physique, Schorndorf, 37, numéro 10, pages 391 - 392

Bukow, W.-D.; Llaryora, R. (1996): La communication interculturelle en tant que discours politique. Série de publications du Centre de recherche en études interculturelles. Migration, communication, éducation. Cologne: Université de Cologne

Ministère fédéral de la famille, des personnes âgées, des femmes et de la jeunesse (ed.) (1998): Dixième rapport sur les enfants et les jeunes. Imprimé 13/11368

Kurth, E .; Büttner, G. (1999): Série d'essais pour les tests de concentration (TPK). Göttingen: Hogrefe

Campbell, J. (1991): Mythology of the East. Bâle: Sphinx

Chia, M. (1985): Tao Yoga. Interlaken: Ansata

Clerc, R. (1990): Principes fondamentaux du yoga de l'énergie. Petersberg: Via Nova

Coy, W. (1985): Robots industriels - Sur l'archéologie de la deuxième création. Berlin: Livre rouge

Delitz, G .; Duthel, P. (2002): Bri - Bra - Spectacled - Jeux de langage pour enfants en groupes multiculturels. Donauwörth: Auer

Dennison, P .; Dennison, G. (1987): EK pour les enfants. Fribourg: VAK Deshpande, P.Y. (1985): Les racines du yoga. (Ed.: Bettina Bäumer). Berne, Munich, Vienne: O. W. Barth

Desikachar, T.K.V. (1991): Tradition et expérience du yoga. Petersberg: Via Nova

Bundestag allemand (1998): Rapport final de la Commission d'enquête "Les soi-disant sectes et psycho-groupes". Imprimé 13/10950

Dietz-Erk, U. (1999): Le yoga à l'école - un rapport de terrain. RYE Kaléidoscope 4, 8/99. Düsseldorf: Recherche sur le yoga dans l'éducation (RYE)

Digambarji Sw.; Gharote M.L. (1997): Gheranda Samhita. Lonavla: Kaivalyadhama

Digambarji, Sw .; Kokaje, R.G. (1970): Hathapradipika de Svatmarama. Lonavla: Kaivalyadhama

Digambarji, Sw .; Saharay, M. (1991): Yoga Kosa - Termes de yoga expliqués avec référence au contexte. New Delhi: presse de modèle

Dinges, A. (1999): Effets énergétiques dans le yoga en relation avec la musique. Forum de yoga allemand 3/1999, pages 71 - 87

Dordel, S .; Welsch M. (1999): Promotion de la motricité chez les enfants d'âge préscolaire et scolaire. Attitude et mouvement 19/4, pages 5 - 21

Ebert, D. (1986): Aspects physiologiques du yoga. Stuttgart: Gustav Fischer

Ebert, D .; Kühnemann, B. (2001): L'influence de la forme respiratoire sur le ton d'innervation au repos de la musculature squelettique. Neurophysiologie clinique 2001/32, pages 30 à 37.

Eliade, M. (1985): Yoga. Francfort a. M: Suhrkamp

Eliade, M. (1999): Le yoga de Patanjali. Fribourg i. Br.: Herder

Engel, K. (1999): Méditation - Histoire, systématique, recherche, théorie. Francfort a. M: Peter Lang

Engel, K. (2000): Voies méditatives - une enquête empirique. Psychologie transpersonnelle et psychothérapie 6/1, p. 84 - 103

Engstler, H. (1999): La famille au miroir des statistiques officielles. Bonn: Ministère fédéral de la famille, des personnes âgées, des femmes et de la jeunesse

Euler, Gerhild (1988): Des enfants heureux, sans peur et en bonne santé grâce à un entraînement autogène et au yoga. Bad Nauheim: Institut de thérapie comportementale et de médecine préventive

Fischer-Schreiber, I .; Erhard, F.-K .; Friedrichs, K .; Diener, M.S. (1986): Lexique des enseignements de la sagesse orientale. Berne, Munich, Vienne: O. W. Barth

Flak, M. (1992): Nouveaux modes d'éducation. Düsseldorf: Recherche sur le yoga dans l'éducation (RYE)

Fontana, D .; Slack, I. (1999): Nous méditons avec des enfants. Francfort a. M.: Deux mille

Freyaldenhoven, H. (1991): Yoga et école. Thèse finale pour la formation de professeur de yoga. Düseldorf: Société pour l'éducation des sciences humaines (GGF) Fuchs, Ch. (1990): Le yoga en Allemagne. Stuttgart, Berlin, Cologne: Kohlhammer

Fuchs, Ch. (1984): The History of Yoga, dans l'Association professionnelle des professeurs de yoga en Allemagne (éd.): The Path of Yoga, pages 3 à 15. Petersberg: Via Nova

Fuchs, Ch. (1994): Histoire de l'association professionnelle des professeurs de yoga allemands (BDY), Association professionnelle des professeurs de yoga en Allemagne (ed): Le chemin du yoga, p. 363. Petersberg: Via Nova

Fuchs, Ch. (2000): Yoga dans le miroir de la science. Göttingen: Association professionnelle des professeurs de yoga en Allemagne (BDY)

Gaschler, P. (1999): La motilité des enfants et des adolescents aujourd'hui, première partie. Attitude et mouvement 19/3, p. 5 - 16

Gaschler, P. (2000): L'art automobile des enfants et des adolescents aujourd'hui, Deuxième partie: Attitude et mouvement 20/1, pages 5 - 16

Gehlen, S. (1982): Changement d'expression de soi par la course et des exercices de yoga - étude empirique. Premier travail d'Etat, université complète Paderborn

Gharote, M.L. (1971): Une étude psychophysique des effets de la formation yogique à court terme sur les adolescents du secondaire. Yoga Mimamsa, XIV, 1 & 2, pp. 92-99

Gharote, M.L. (1976): Effet des exercices de yoga sur les échecs lors des tests de Kraus-Weber. Perceptual & Motor Skills, 43 (2), p.

Gharote, M.L. (1990a): Yoga appliqué. Lonavla: Kaivalyadhama

Gharote, M.L. (1990b): Approche de l'enseignement du yoga en éducation physique. Yoga Mimamsa XXIX, 7/90, No 2, p. 40-47

Gharote, M.L. (1991): Enquête analytique sur la recherche en yoga. Yoga Mimamsa, XXIX, 4/1991, pp. 53-68

Gharote, M.L. (1997): Pensées fondamentales du yoga. Düsseldorf: Editeur Publications

Gharote, M.L .; Gharote M.M. (1999): Swami Kuvalayananda - Un pionnier du yoga scientifique et de l'éducation physique indienne. Lonavla: Institut de yoga Lonavla

Gharote, M.M. (2000): Condition physique minimale chez les écoliers. Indian J Physiol Pharmacol 2000, 44 (4), pages 479 à 484.

Glasenapp, H. v. (1985): La philosophie des Indiens. Stuttgart: Alfred Kröner

Glasenapp, H. v. (1963): Bhagavadgita. Stuttgart: Reclam

Goldstein, N. (2002): Le Hatha yoga en tant que concept de thérapie holistique chez les enfants présentant des troubles hyperkinétiques à l'école. Non publié. Contribution à la conférence "Yoga pour les enfants - Yoga dans les écoles", 3.10.1999, Université d'Essen

Gross, P. (1994): The Multioption Society. Francfort: Suhrkamp

Hager, W. (ed.) (1995): Programmes visant à promouvoir la pensée des enfants. Göttingen: Hogrefe

Hager, W.; Hasselhorn, M. (1985): Conception et évaluation de programmes de soutien cognitif - Considérations théoriques, dans W. Hager (éd.): Programmes pour l'avancement de la pensée de l'enfant, pages 41 à 76. Göttingen: Hogrefe

Hebenstreit, S. (1999): Maria Montessori. Fribourg i. Br.: Herder

Heiland, H. (1991): Maria Montessori. Reinbek près de Hambourg: Rowohlt

Helwig, M. (1998): Mandalas indiens. Mühlheim an der Ruhr: maison d'édition sur la Ruhr

Hillebrandt, A. (1988): Upanishads. Munich: Eugen Diederichs

Hofstadter, D. R. (1986): Intelligence artificielle. Düsseldorf: réimpression au nom du DGB

Holstiege, H. (1994): Modèle Montessori. Fribourg i. Br.: Herder

Holtappels, H.G .; Heitmeyer, W .; Melzer, W .; Tillmann, K.-J. (Ed.) (1997): Recherche sur la violence à l'école. Weinheim et Munich: Juventa

Hoste, E. (2000): Yoga dans le préscolaire et dans la zone thésaurisée. Non publié. Contribution à la conférence "Yoga pour les enfants - Yoga dans les écoles", 27.5.2000, Université d'Essen

Hurrelmann, K. (1990): Stress familial, stress scolaire, stress lié aux loisirs. Weinheim et Bâle: Beltz

Ihle, S. (1999): Expériences sur les opportunités et les obstacles pour établir le yoga dans la formation initiale et continue des enseignants. Non publié. Contribution à la conférence "Yoga pour les enfants - Yoga dans les écoles", 3.10.1999, Université d'Essen

Iyengar, B.K.S. (1986): Lumière sur le yoga. Berne, Munich, Vienne: O. W. Barth

Iyengar, B.K.S. (1991): La source primordiale du yoga. Berne, Munich, Vienne: O. W. Barth

Jain, S. C.; Rai, L .; Valecha, A .; Jha, U.K.; Bhatnagar, S. O .;